専門医が教える健康な肌に変わる対処法

皮膚トラブルの治し方大全

いけがき皮膚科　院長
生垣英之

KADOKAWA

はじめに

関東平野のほぼ中央、茨城県の西端に古河市《こがし》という街があります。人口14万人の自然豊かな住みよいところです。私、生垣英之《いけがきひでゆき》は、２０１９年１月からこの地で皮膚科クリニック「いけがき皮膚科」を営んでいます。

青森県の弘前大学医学部を卒業した後、信州大学の附属病院や総合病院での経験を経て、いまのクリニックを開院しました。２００２年に医師になって以来、22年間で向き合った患者さんは、のべ30万人以上にのぼります。

医師国家試験を突破し、皮膚科を選んで研鑽《けんさん》を積み始めましたが、最初に「皮膚科医になってよかった」と思ったのは、ある患者さんの言葉がきっかけです。

大きな総合病院に勤めていたときに、長年悩んでいたという皮膚の症状が劇的によくなった患者さんがいらっしゃいました。するとその患者さんは、私にこういったのです。

「先生、この総合病院でいろいろな科にお世話になってきましたが、こんなによくなったことはなかった。初めてこの病院に来てよかったと思いました」と。そのとき、「患者さんにこんなに感謝される皮膚科医って、なんてすばらしいのだろう」と感じたのです。

また、最近の医療は、複数の専門職が連携するチーム医療が主流ですが、皮膚科医はほぼ1人で患者さんの治療を担います。1人の患者さんとずっとお付き合いできることは、自分のやりがいにもなりますし、マイペースな私には合っていると、いまも思っています。

皮膚は、私たちの体を細菌やウイルスなどの外敵から守ってくれたり、体温調整をしてくれたり、外部からの刺激を防いだりと、重要な役割を担っています。私たちが生きていくために欠かせない臓器です。にも関わらず、皮膚に何かしらのトラブルが起きたときに、自己流の判断で症状を悪化させてしまう例は少なくありません。

たとえば、「すぐ治ると思って放置していたらどんどん悪くなった」「湿疹《しっしん》をかき壊して化膿してしまった」「市販薬を使い続けていたら、肌がただれてしまった」など、挙げればきりがありません。

いま、インターネット上には、あらゆる情報が溢《あふ》れていますが、皮膚の症状についても同様に、さまざまなものが溢れています。中には正しい情報もありますが、間違った情報をうのみにして自己流の処置をすると、かえって悪化してしまうことも多いのです。

悪化してから来院された患者さんたちを診察していると、「ここまでひどくなる前に、早めに相談してくれれば苦痛も少なく済んだだろうし、早く治って時間やお金も無駄にならなかったのに……」と残念で仕方がありません。

このようなケースを1つでも減らしたい、正しい知識をより多くの人に伝えたい。そんな思いから、今回、この本を書こうと思い立ちました。

クリニックでは、1人の患者さんにかけられる時間は限られているので、あまり詳しくお話しすることができません。しかし、本なら伝えられるのではないかとも思ったのです。

本書は四章構成となっています。

第一章　放っておくと怖い皮膚の病気　では、皆さんが病気だと気づかずに、「このくらい放っておいても大丈夫」と放置したり、自己流の処置によって悪化させたりすることの多い疾患を取り上げています。処置を間違えると完治するまでに時間がかかることが多いですし、早く治療すればすぐに治ったのに入院を余儀なくされたり、がん化して大がかりな治療が必要になったりすることもあることを、ぜひ知っておいていただきたいという思いで書きました。

第二章　皮膚のバリアが私たちの身体を守ってくれている　では、皮膚の働きやケアの方法について紹介しています。皮膚の仕組みを知り、皮膚を適切にケアすることで、皮膚を健康に保ち、心も身体も元気になってほしいと思います。

第三章　病気・症状別「やってはいけない」皮膚トラブルの対処法　では、ありがちな誤った処置の例を紹介しています。なぜそれがいけないか、本来はどのような処置をするべきなのか、自宅でできるセルフケアも紹介しています。また医師に診《み》てもらうべきタイミングについても紹介しています。

第四章　こんなときどうする？　皮膚の悩み相談Q＆A　では、当院でもよく患者さんから質問される皮膚トラブルについて、その原因と治療法を解説しています。

皮膚の基本的な構造や仕組みを理解し、トラブルが発生したときに誤った自己流処置をしない。それだけで、治りは確実に早くなります。

皮膚トラブルに悩む皆さんに、正しい知識を身につけて、一刻も早く苦痛から解放されてほしいと、心より願っています。そのために本書がお役に立てば、こんなにうれしいことはありません。

2025年2月

生垣英之

contents

第三章 病気・症状別「やってはいけない」皮膚トラブルの対処法

第四章　こんなときどうする？　皮膚の悩み相談Q&A

執筆協力／石井栄子
デザイン／谷由紀恵
イラスト／福場さおり
校正／一條正人
出版プロデュース／天才工場 吉田浩
編集協力／青木より子

第一章

放っておくと怖い皮膚の病気

誰も教えてくれなかった皮膚トラブル

いま、日本人が亡くなる原因となっている主な病気は、がん・心臓病・脳血管疾患の3つです。これらは日本人の「国民病」といわれています。

しかし、皮膚科医の私にいわせれば、皮膚トラブルこそまさに国民病です。というのも、一生のうちに日本人の2人に1人は何らかのがんになるといわれていますが、皮膚のトラブルに関しては日本人の「10割」が経験するからです。実際、生まれたばかりの赤ちゃんから高齢者まで、皮膚トラブルを抱えたことのない人はいないのではないでしょうか。

皮膚のトラブルは、その多くが、早期に適切な処置をすればきれいに治ります。最近は、薬局などで売っている市販薬の種類も多く、さまざまな皮膚トラブルに対応できるので、手軽に対処できるようになりました。しかし、「この

くらい放っておけば治る」と思って、買いに行くのが面倒くさくなって薬を塗らずに放置したり、病院に行かなかったり、正しい対処法を知らずに症状を悪化させてしまったりするケースが大変多いのです。

当クリニックにも、かなり悪化してから来られる方が多く、「もっと早く来てくれれば……」と残念に思うことが少なくありません。

●ニキビもフケも立派な病気

皮膚トラブルは、命に関わる疾患ではありませんし、あまりにも身近すぎて「病気ではない」と思われがちです。その代表格が、ニキビではないでしょうか。

ニキビは、「尋常性《じんじょうせい》ざ瘡《そう》」という病名のついた立派な病気で治療が必要です。放っておくと、悪化して痛みが生じたり、治るのに長い時間がかかったり、ひどいときには痕《あと》が残ったりすることもあります。

頭皮のフケを病気と思う人もほぼいないと思いますが、フケの量が多く、大きくて目立つ場合は「脂漏性皮膚炎《しろうせいひふえん》」という病気のことがあります。「脂漏性皮膚炎」は皮脂《ひし》に常在するカビが増殖して炎症を起こし、精神的なストレスや食生活の乱れ、外部からの刺激などで悪化しうることもある病気です。

水虫は、「白癬菌《はくせんきん》」というカビが原因で起こる皮膚の感染症です。感染症を放っておくと、大切なご家族にうつしてしまう可能性があります。自己判断による誤った治療の例では、水虫だと思って市販薬を使っていると悪化し、真っ赤に腫《は》れたという患者さんがよく来られます。調べてみると、水虫ではなかったために薬にかぶれてしまった、あるいは本当に水虫だったけれど、薬が合わなくて悪化してしまったというケースがほとんどです。これも、「早く受診してくれればここまでにはならなかったのに」と残念に思ったケースです。

●皮膚トラブルは日常生活の支障になっている

手荒れも「このくらいで病院に行くなんて……」と思って、放ったらかしにしていうちに悪化してしまう皮膚トラブルの1つで、ちゃんと「手《て》湿疹《しっしん》」という病名があります。手は日常生活でよく使うので治りにくく、また、悪化すると、生活面でもさまざまな不便が生じます。もし悪化して市販薬でも治らないようなら、躊躇《ちゅうちょ》せずに病院に来ていただきたいと思います。

病院に行くと時間もお金もかかると思うかもしれませんが、**早く治療をしていただければ皮膚トラブルの悩みも早く解消しますし、水虫のように、市販薬で間違った治療をしているかもしれないですし、結局は安上がりになります。**

皮膚トラブルの中でも、痛みやかゆみを伴うものは本当につらく、精神的にもこたえますし、見た目も気になるものです。日本アレルギー学会の発表によると、かゆみを伴う皮膚疾患が仕事の障害になっていると答えた人は全体の約39%、勉学の支障となると答えた学生は約47%にのぼるそうです。

1人でも多くの方に正しい治療法を知っていただき、長引く皮膚トラブルから解放され、いきいきとした毎日を取り戻してほしいと思います。

爪水虫も悪化すると歩けなくなることもある

爪水虫は、正式には爪白癬《つめはくせん》といい、爪に白癬菌という菌が感染することによって起こる疾患です。主に足の爪に発症します。白癬菌は水虫の原因菌でもありますので、爪水虫と呼ばれているのです。

あまり足を洗わない人、足に汗をかきやすい人、靴の中が蒸れた状態で長時間過ごすことが多い人はかかりやすい傾向があります。また、もともと足の水虫になっている人もかかりやすいです。

症状としては、爪の色が白っぽく濁《にご》り、分厚くなったりでこぼこになったりして、ひどくなると、ぼろぼろと欠けてしまうこともあります。

爪白癬は痛くもかゆくもないので放っておく人も少なくありません。しかし、感染症ですから家族にうつしてしまう可能性があります。できるだけ早く治療することを強くお勧めします。

治療は、抗真菌薬の飲み薬か、爪白癬専用の塗り薬が中心となります。ただ、抗菌薬の飲み薬は、副作用として肝機能障害が出ることがありますので、併行して血液検査を行い、様子を見ながら投薬します。

治療をして新しい爪に生え変わっても、白癬菌が残っている場合がありますから、勝手に治療をやめないで、医師が「完治した」というまで治療は続けてください。

おそろしいのは、爪白癬がさらにほかの菌に感染してしまうことです。**ばい菌が入ると痛くて歩けなくなる場合があります。こうなると、抗真菌薬だけでは効かず、入院して点滴を打たなければ治りません。**

予防方法としては、まずは清潔が一番です。1日に最低1回は石けんをよく泡立てて、やさしく足を洗いましょう。消毒薬を使う必要はありません。洗ったらタオルでしっかり拭き、靴下はよく乾燥させてから履きましょう。

ニキビ痕がケロイドのようになってしまうことも

「ニキビは青春のシンボル」といわれますが、すでに述べたようにニキビは「尋常性ざ瘡」という病名がついている病気です。また、**「大人になれば自然に治る」といわれますが、大人になっても治らない人もいますし、大人になってから突然ニキビができて、なかなか治らない人もいます。**

私自身も思春期にニキビに大変悩んだ経験があります。しかし、病院で治るとは思いもせず、放ったらかしにしていました。そのせいで、ニキビ痕がしっかり残り、いまでも後悔しています。繰り返しますが、ニキビは立派な病気です。そして、早期に適切な処置をすればきれいに治ることが多いのです。

●ニキビができる仕組み

ニキビはどのようなメカニズムでできるのでしょうか。

①思春期にアンドロゲン（男性ホルモン）の分泌が増え、それによって皮脂の分泌が活発になる。

②毛穴の出口を角栓《かくせん》がふさぎ、毛穴の中に皮脂や汚れが閉じ込められる（面ぽうというニキビのもとができた状態。白ニキビともいう）

③白ニキビが進行し、詰まった毛穴が開いて空気に触れることで酸化して黒くなる（黒ニキビ）

④黒ニキビがさらに進行。皮脂を好むアクネ菌などの菌が増殖し炎症を起こして赤くなる（赤ニキビ）

⑤赤ニキビに膿《うみ》がたまり黄色くなる（黄ニキビ）

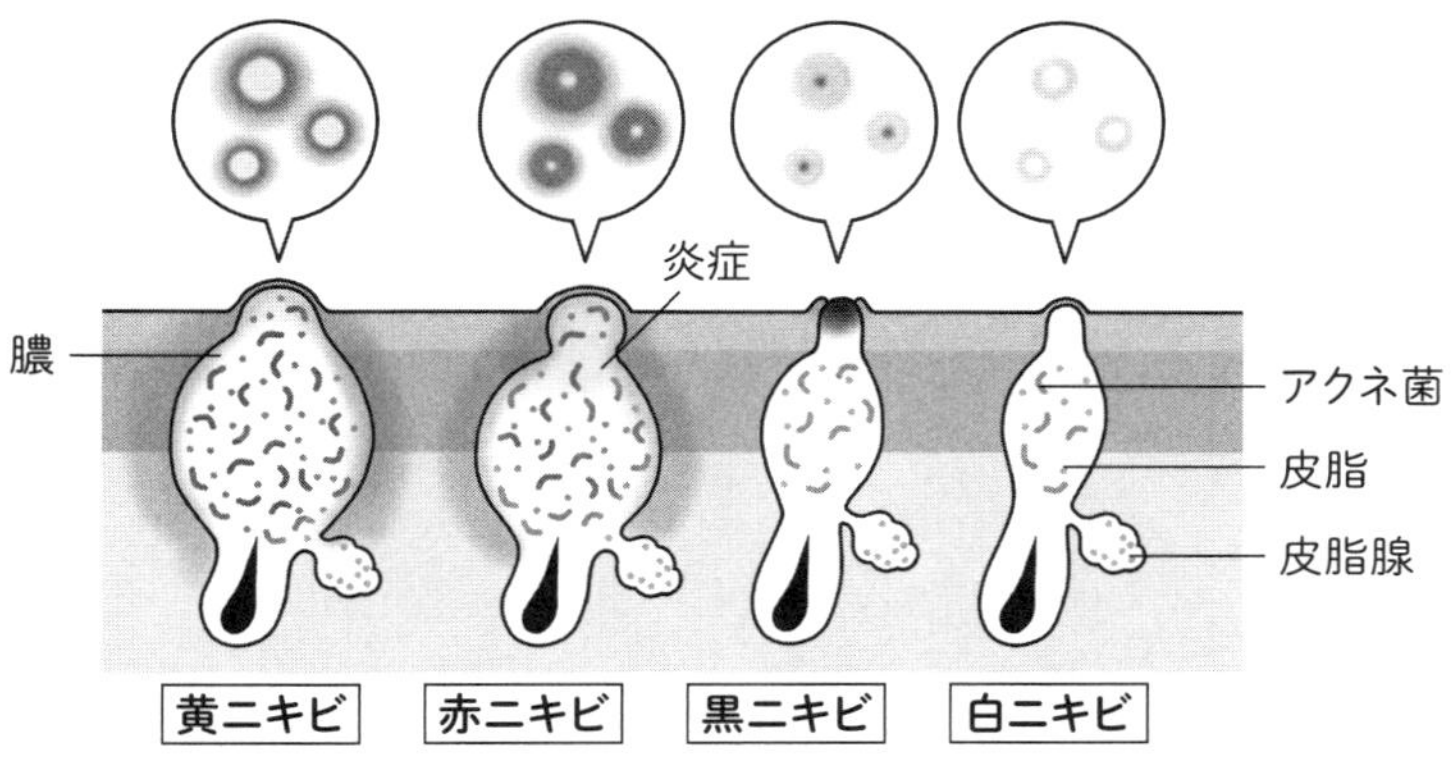

●ニキビの治療は段階によって異なる

ニキビは治療の前に、正しい洗顔が大事になります。正しい洗顔の仕方は87ページを参照してください。

ニキビの治療は、ニキビの進行状況によって異なります。

②③の段階は、以前は保険のきく薬を処方できなかったため、④⑤の段階で薬を処方していました。ただ、後述するように、この治療だけでは痕が残ってしまうことがあります。いまは、毛穴に詰まった皮脂を取り除くピーリング効果のある塗り薬を使用でき、ニキビ痕をできにくくする治療が可能になりました。この薬は、正しく使用しないと肌が荒れてしまうことがありますので、必ず医師の指示のもとで使用します。

④⑤の段階は皮膚が炎症を起こしている状態ですので、抗炎症剤や抗生剤の塗り薬で治療をします。④までくると、赤みが残ったり、クレーター上の陥没《かんぼつ》

（いわゆるニキビ痕）が残りやすくなったりします。できるだけ早い段階で医師に相談してください。**ニキビ痕ができてしまうと、レーザー治療など、保険がきかない治療で治すしか方法がありません。**黄ニキビの膿を自分でつぶす人もいますが、ばい菌が入り、さらに悪化してしまう可能性が高いのでやめましょう。

●大人ニキビの場合は生活習慣の改善で治ることも

大人のニキビは、肌のターンオーバー（新陳代謝）の乱れが主な原因です。

正常な皮膚なら毛穴にたまった皮脂は汗とともに排出されるのですが、ターンオーバーが乱れてしまうと、古くなった角質によって毛穴をふさいでしまい、皮脂がうまく排出されなくなり、そこにアクネ菌などの菌がたまってニキビになるのです。肌のターンオーバーの乱れは不規則な生活やストレス、ホルモンバランスの乱れなどによって引き起こされます。そのため生活スタイルを変えたり、職場などの環境を変えたりすると、かなり改善することがあります。

ほくろだと思っていたらがんだった

ほくろのがんの正式名称は、「メラノーマ（悪性黒色腫《あくせいこくしょくしゅ》）」。メラノサイトという色素細胞ががん化（腫瘍化）して増殖する、悪性のがんです。かかりやすいのは60歳以上の方で、日本での発症率は人口10万人あたり年に1～2人程度ですから、それほど心配しなくてもいいと思います。

テレビで、「足の裏にできるほくろは危ない」といった特集が組まれると、心配して来院される患者さんが増えるのですが、たいていは良性のことが多いです。

ほくろのがんだと思ったら、老人性のいぼなど良性のいぼだったとか、変わった事例ではマダニがくっついていた、ということもあります。マダニの場合は、皮膚に深く食い込んでいるので、皮膚を切除して取り除く必要があります。

●こんなほくろは要注意

いまあるほくろが、がんなのかどうかは部位によって判断する基準が異なりますが、おおむね次のようなことが判断基準となります（下のイラスト参照）。

①形が不規則なもの（左右対称でない）
②ほくろの輪郭がはっきりせずぼやっとしている
③色が均一ではなく濃淡が混在している
④大きさが6㎜以上
⑤1～2年で大きくなるなど変化している

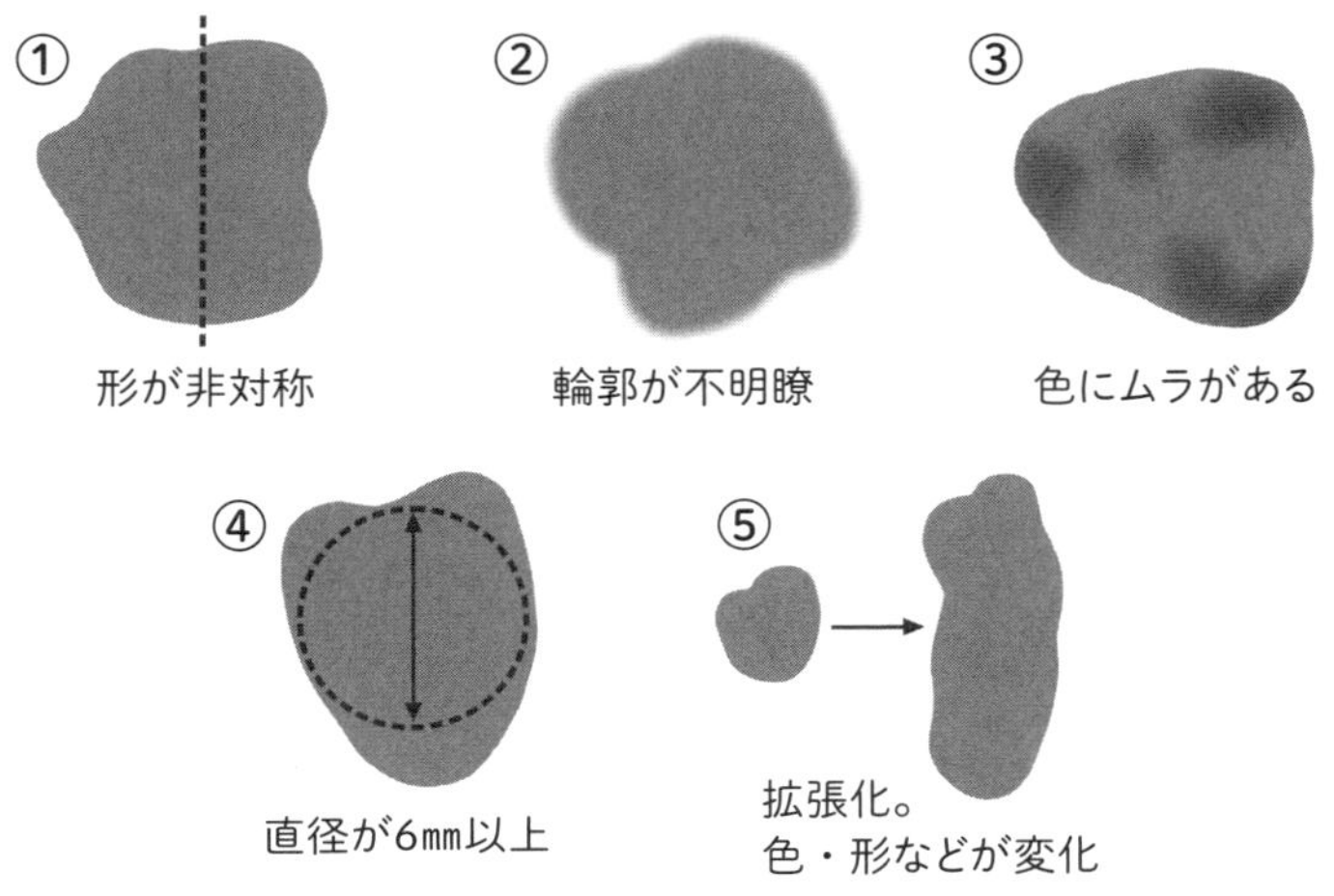

治療法としては、ほくろを周辺の正常な皮膚も含めて広範囲に切除します。

その後に、薬物による治療が必要かどうかを判断していきます。

まれに、黒性黒色腫は爪に発生することもあります。

最初は爪に黒い線ができ、徐々に黒い線の幅が広がっていきます。良性でも爪に黒い線ができますので、爪に黒い線がある場合は病院を受診するようにしてください。

●昔からあるほくろは大丈夫なの？

「昔からあるほくろががん化する可能性はありますか？」とよく聞かれるのですが、もともとあるほくろががん化するのか、がん化したほくろができるのかは、医師の間でも意見が分かれるところです。

不安だったら躊躇せず、病院に来てください。

もしほくろが大きくなっているなと感じているなら、放ったらかしにしないほうがいいでしょう。

気になっていじってしまう人もいますが、そのために周りが真っ赤に腫れたり、ばい菌が入ったりすることがあります。その状態で来院していただくと正しい判断が難しくなります。

ちなみに、ほくろのがんとよく間違えられる病気に、「基底細胞がん」があります。

こちらは転移する可能性は少なく、手術で患部を切除することで完治できます。

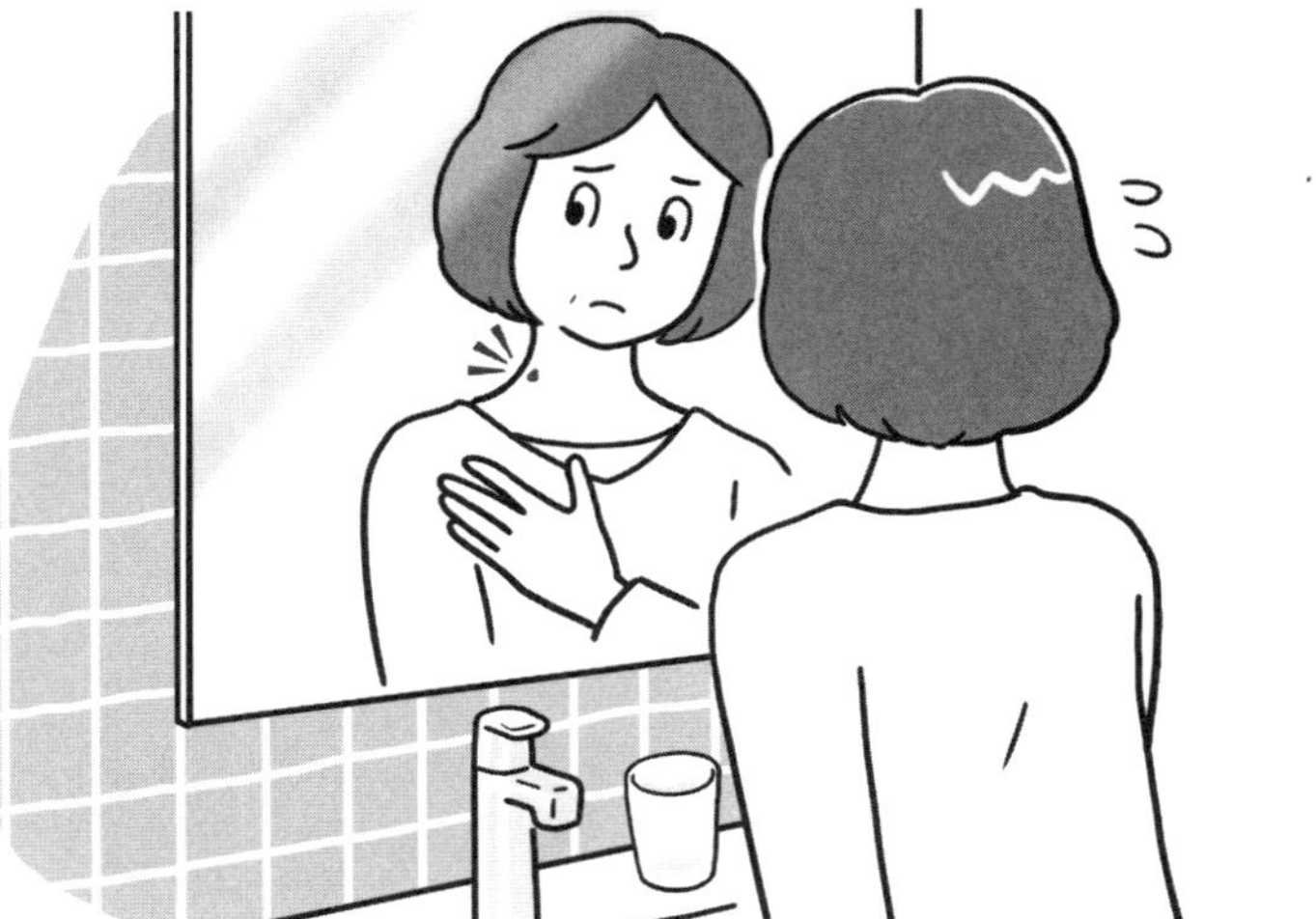

たかが深爪で手術が必要に？

爪の痛みで来院される方はとても多いのですが、その原因のほとんどが深爪による「陥入爪《かんにゅうそう》（爪の食い込み）」です。陥入爪とは、爪の先端がまわりの皮膚に食い込んだ状態のことで、歩いたり押したりすると激痛が走ります。

悪化すると、食い込んだ皮膚からばい菌が入って感染を起こすこともあります。あるいは爪が食い込んで損傷した皮膚に肉芽《にくげ》※ができ、そこに爪が当たってさらに痛むこともあります。ここまで悪化すると、自然治癒は難しいので、病院で治療する必要があります。

重症化して炎症がひどい場合には、手術で爪や爪床《そうしょう》（爪の下の皮下組織）を除去することになる場合があります。

治療としては、炎症を起こしたところや肉芽にステロイド剤の塗り薬と、2

次的に感染している場合は抗菌薬の飲み薬を処方します。そして、食い込んでいる部分にテーピングをして爪を伸ばしてもらいます。これでも難しい場合は、先ほどの爪を除去する手術が必要になります。

陥入爪の自宅でできるケアとしては、爪の下に小さく丸めたコットンを詰めて爪の食い込みをやわらげたり（コットンパッキング）、爪が食い込んでいる部分の足の指にテープを貼ったりする方法（テーピング）があります。

※肉芽＝傷のところに、傷を修復するために細胞が過剰に生成されてできる新しい組織。ケガをしたところが盛り上がって傷痕になるのは肉芽組織が硬くなったもの。

●陥入爪は正しい爪の切り方で防げる

陥入爪《かんにゅうそう》の予防には、深爪をしないことが何より大事です。そして、爪の正しい切り方をぜひ知っておいてください。

基本的に、**爪は角を丸くせず、まっすぐに切ってください。**角を丸くすると、そこが肉に当たり、食い込んでしまうのです。まっすぐに切っておけば、常に爪は肉から浮いた状態になり、食い込むことはありません。

●巻き爪も主な原因は爪の切り方

巻き爪で来られる患者さんも多いです。巻き爪は、爪が湾曲している状態です。巻き爪と陥入爪の両方なっている方もいらっしゃいます。

陥入爪と同様、深爪が原因の1つですが、爪を伸ばしすぎた場合や、足に合っていない靴が原因になることがあります。

正しい爪の切り方「スクエアカット」のやり方

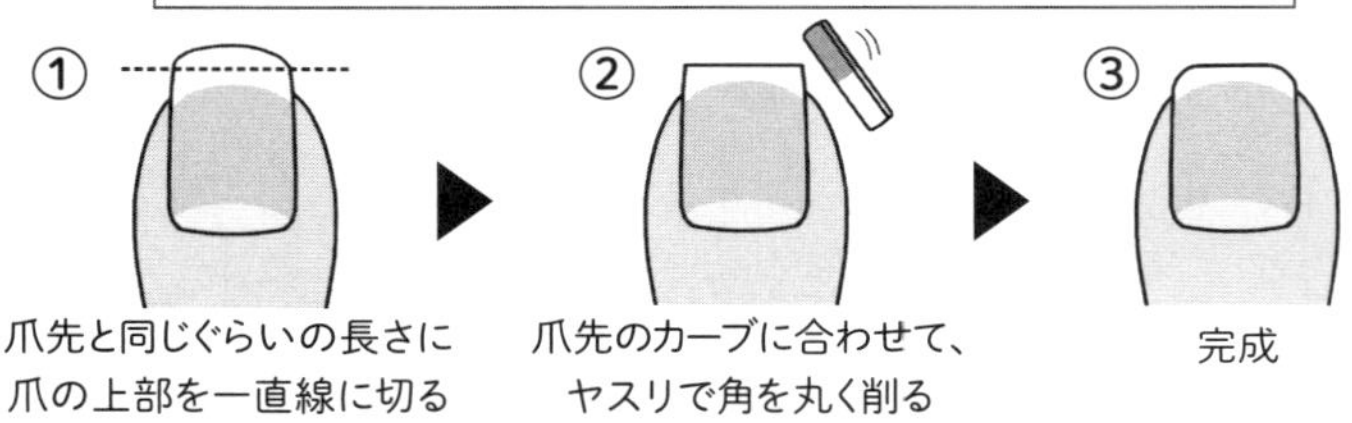
①
爪先と同じぐらいの長さに
爪の上部を一直線に切る
②
爪先のカーブに合わせて、
ヤスリで角を丸く削る
③
完成

間違った切り方

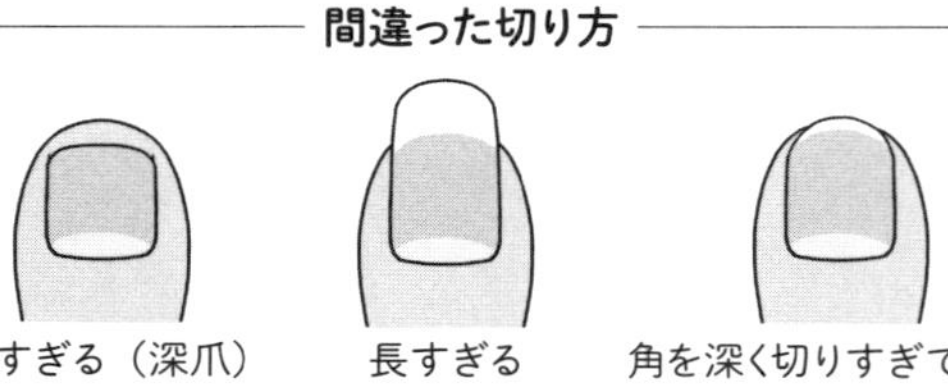
短すぎる（深爪）
長すぎる
角を深く切りすぎている

職業柄、常にハイヒールなど先端が細い靴を履いている人、スポーツで足の爪に力がかかることが多い人は、巻き爪になりやすいようです。逆にあまり歩かない人もなりやすいです。ほかには足の指に重心をかけないで歩く人や、もともと骨の形が悪い人も巻き爪になりやすいです。

軽症の場合は、爪の切り方を改善したり、きつすぎず、ゆるすぎず、足にぴったり合った靴に履き替えたりするだけで改善する場合があります。

治療法としては、巻き具合がそれほどひどくない場合は、保険がきかない治療になりますが、巻き爪矯正器具を爪に取り付け、数カ月かけてゆっくり爪の形を矯正します。重症の場合は、手術で爪の強く湾曲した部分を切除する方法があります。これは保険がきく治療になることが多いです。

市販の巻き爪グッズもいろいろありますので、試してみるとよいと思います。

それでも改善せず、痛みや炎症がある場合は、やはり早めに医師に診てもらったほうがいいでしょう。

ほこりも汗もアトピーの悪化因子になる

アトピー性皮膚炎は、非常に多くの人がかかっている皮膚疾患です。アトピー性皮膚炎を悪化させる要因は、ダニやハウスダスト、花粉や動物の毛、アレルギーを引き起こす食品などの「アレルゲン」のほか、シャンプーや石けんなど化学物質が含まれている製品、ストレス、食生活の乱れ、睡眠不足、薬の副作用など、実にさまざまです。

また、汗やほこりも、放置しておくと炎症やかゆみを引き起こすことがあります。とくに、**かゆくてかき壊しているところに汗をかくと、さらにかゆみが増し、かき壊した傷からばい菌に感染することもあります。**

乾燥もアトピー性皮膚炎の大敵です。アトピー性皮膚炎の人は、もともと肌のバリア機能が低下しているのですが、乾燥することにより、さらに肌のバリア機能が低下し、外からの刺激に対して敏感になってしまうのです。

皮膚炎を悪化させないためには、先ほど述べたことの逆をすればいいわけです。アレルゲンが原因となっているのなら、原因となる物質を避ける、使用しているシャンプーや石けんなどを自分の肌に合ったものに変える、食生活を整え、規則正しい生活をする、ということです。

これに加え、正しいスキンケアをぜひしてほしいと思います。**正しいスキンケアの基本は洗浄と保湿です。朝夕2回の洗顔と保湿、身体も1日1回は洗い、保湿もしっかりしましょう。**

ただし、洗いすぎはよくありません。熱いお湯を使ったり、ごしごし洗ったりすると、肌のバリア機能を壊してしまいます。ぬるめのお湯でやさしく洗いましょう。石けんを使う場合は、しっかり泡立てて泡を手のひらで転がすように洗います。全身を石けんで洗う必要はありません。皮脂の多い手、足、わきの下、陰部以外はお湯で流すだけで十分です。

「日焼け一瞬、シミ一生」進行すると皮膚がんになることも

昔は、日焼けした肌は若さと健康の象徴と思われていました。しかし皮膚科医としては、日焼けはお勧めしません。日焼けはさまざまな皮膚トラブルや皮膚疾患を引き起こす原因となるからです。とくに紫外線（UV）は、肌に大きなダメージを与えます。

日焼けによってどんなトラブルが発生するのでしょうか。

短時間でも強い紫外線を浴びると皮膚細胞が損傷を受け、皮膚が赤くなったり、ひりひりしたり腫れたりすることがあります。ひどい場合には水ぶくれになることもあります。

次に考えられるトラブルは、日焼けによる色素沈着です。いわゆるシミ・そばかすです。色素沈着は紫外線によって皮膚のメラノサイトが活性化し、メラ

ニンが生成されることによって起こります。一度できてしまったシミはなかなか治りません。美白成分の入った化粧水やレーザーを使った美容医療で薄くなることもありますが、時間もお金もかかりますから、そもそもシミを作らないのが得策です。

おそろしいのは「光老化《ひかりろうか》」です。長年にわたって紫外線を浴びる生活をしていると、**皮膚の弾力を保つコラーゲンやエラスチンが破壊され、しわ、たるみ、色素沈着など、肌の老化が加速します。**

さらに忘れてはいけないのは、日焼けは皮膚がんのリスクを高めることです。皮膚がんは、紫外線によってDNAが傷つけられ、それが長期的に蓄積することで正常な細胞ががん化してしまうために発症します。

とにもかくにも、日焼けには要注意です。予防策としては、なるべく紫外線を浴びない生活を心がけること。日焼け止めを必ず塗ること。外出するときは日傘、帽子を活用することです。紫外線から大切な肌を守りましょう。

皮膚炎・かぶれの原因はできるだけ早く突き止めて

皆さんは、皮膚炎とかぶれの何が違うのだろうと思われたことはないでしょうか。皮膚炎とは、皮膚の表面に炎症が起こり、赤くなったり、腫れたり、かゆみを感じたり、ぶつぶつ（発疹《ほっしん》）ができたりすることです。かぶれは、金属や植物などの「原因物質」に触れることによって赤みや腫れが生じることで、これも皮膚炎の一種です。

皮膚炎がやっかいなのは、原因がとても多岐にわたることです。原因が特定できなければ適切な治療が行えません。だからこそ、なるべく早く、原因を突き止めることが重要です。

皮膚炎の原因にはどのようなものがあるのでしょうか。

1つは外的要因です。たとえば化学薬品、強い洗剤、石けんなどの刺激物、アレルゲンとなっている物質（金属、植物、化粧品、香料など）です。季節の変わり目など、急激な温度差や気象の変化が原因になることもあります。

内的要因としては、アレルギー体質やストレス、妊娠や月経周期、更年期などによるホルモンバランスの変化が挙げられます。

感染症が原因になることもあります。黄色ブドウ球菌や連鎖球菌などが、かき壊した傷から感染したり、ヘルペスウイルスなどのウイルス、水虫やカンジダなどのカビ（真菌）が皮膚に感染したりして皮膚の炎症を引き起こすこともあります。

そのほか、遺伝的要因や薬剤の副作用など、さまざまな原因が考えられます。原因が1つではなくて複数の要因が関与している場合もあります。ですから、自己判断するのはとても難しく、誤ったケアで悪化させてしまう人は少なくありません。専門医に診てもらって原因を特定できれば正しい治療ができますし、それだけ回復も早くなります。

かゆみのあるぼつぼつで胃がんが見つかった

皮膚の疾患は、「かゆみで死ぬことはない」と軽く見られがちです。しかし、皮膚トラブルから深刻な疾患が見つかることがあります。

以前、ある高齢の患者さんが「背中に5㎜くらいのほくろのようなぼつぼつがたくさん急にできてきた」と訪ねて来られました。老人性のいぼ（良性の脂《し》漏《ろう》性《せい》角《かく》化《か》症《しょう》）と考えられましたが、急にたくさんできてきて、かゆみもあるということから、レーザー・トレラ徴候を疑いました。

レーザー・トレラ徴候とは、かゆみを伴う脂漏性角化症が急速に増えることで、内臓に悪性腫瘍がある場合に現れる症状の1つです。とくに高齢者によく見られ、胃がんや大腸がんなどの消化器系がん、乳がん、肺がんが関与していることが多いといわれています。

そこで、この患者さんには内科で精密検査を受けていただきました。その結果、胃がんを発症していることがわかりました。幸いごく初期のがんで転移もなく、手術によってがんを取り除くことができました。

レーザー・トレラ徴候は、見た目だけでは良性の皮膚病変との区別が難しいこともありますので、医師による診断が重要です。

もしこの患者さんが、「このくらい大したことない」と思って放置していたら、胃がんがもっと進行していたかもしれません。

「かゆみやぶつぶつくらいで、わざわざ病院に行くこともないだろう」「痛くもないし、そのうち治るだろう」と放っておく人も少なくないのが現状です。しかし、皮膚トラブルにちゃんと向き合ったことによって、命拾いする人がいるのも事実です。

決して、「たかが皮膚トラブル」と思わず、気になることがあれば気軽に相談してほしいと思います。

指先が黒くなるのはケガでないこともある

以前、高校の男子学生が、「指先をドアではさんだ後に黒くなって、その傷がなかなか治らない」といって診察を受けにきたことがあります。

打撲や外傷によって内出血が起こると、その部分が黒っぽくなることはよくあります。いわゆる青あざですね。その場合はしばらくすると自然に治ります。

しかし、この男子学生の場合は、傷がなかなか治らず、指先の皮が硬くなっていることから、強皮症《きょうひしょう》を疑いました。大学病院を紹介して受診してもらったところ、やはり強皮症ということがわかりました。

強皮症は膠原病《こうげんびょう》※の一種で、皮膚が厚く硬くなっていく疾患です。

大きく2つのタイプがあり、1つは「限局型強皮症」と呼ばれるもので、手や足、顔などの皮膚のみに症状が現れます。比較的軽症で、進行もゆっくりですが、放っておくと皮膚の深部まで病変が進み、皮膚が陥没することもあります。

もう1つは「全身性強皮症」で、国の難病に指定されている病気です。全身の皮膚が硬くなっていくだけでなく、消化器系や肺、心臓、腎臓などの内臓にも影響が及びます。なるべく早く専門医にかかることをお勧めします。

この患者さんの場合は、幸い限局型強皮症の初期だったので、ステロイド剤の塗り薬で改善しました。

ほかに、指先が黒くなる疾患には、糖尿病性壊疽《とうにょうびょうせいえそ》があります。

糖尿病が長く続くと血管障害や神経障害が起こり、足の末端部分の血流が悪化したり、感覚が麻痺《まひ》して痛みを感じにくくなり、傷をそのままにしたり、感染を放っておいたりすることにより、足の指先が黒ずんでくるのです。

ひどくなると、足を切断しないといけません。これは珍しいことではなく、1年間に1万人以上の方が切断手術を受けているといわれています。

血栓症※によって、血流が悪くなった場合も同様です。

これらの例のように、**皮膚に症状が現れる場合でも、身体の内部に病気が隠れていることもあります。**気になることがあれば、遠慮せず医師を訪ねてほしいと思います。

※膠原病＝免疫系の異常により、全身のさまざまな臓器に病変を引き起こす病気の総称。
※血栓症＝血管の中に血のかたまり（血栓）ができてしまい、それが原因で血管が詰まってしまう病気。

第二章

皮膚のバリアが私たちの身体を守ってくれている

皮膚の健康管理で健康寿命が延びる

皮膚トラブルにはさまざまな症状があります。皮膚の赤み、かゆみ、水ぶくれ、ただれ（ジュクジュクする）、カサカサ、ぶつぶつなど……、人目に触れるだけに精神的にもつらいものです。

私が過去に診《み》た患者さんで、こんな例がありました。

60代の女性の方です。彼女は温泉が大好きで、友人と年に数回温泉に行くのを一番の楽しみにしていました。もともと肌はきれいでしたが、あるときから上半身に赤みが出るようになったのです。症状が出てから、彼女は温泉旅行を控えるようになってしまいました。「どうしても他人の目が気になってしまう」という理由からです。

しかし、私のクリニックで2カ月間治療を受け、また自身の保湿ケアによって症状が劇的に改善しました。その後は、好きな温泉旅行を再開。「日本中どこにも気兼ねなく行けるようになりました。夜もゆっくり休めています」と笑顔を見せてくれました。肌が若返って、声にもハリが出てきたような気がします。

この例からわかるように、皮膚トラブルは心と身体に大きな影響を与えます。悪化すれば、精神的にも肉体的にもつらくなり、皮膚トラブルをさらに悪化させる負のサイクルに陥《おちい》ります。仕事や日常生活に影響が出ることも珍しくありません。

逆に、**皮膚のトラブルを改善すれば、心も身体も元気になる好循環が生まれます。**

「皮膚の健康管理」は「心と身体の健康管理」そのものといえるでしょう。

だからこそ皆さんには、皮膚の健康をもっともっと大事にしていただきたいと思っています。

皮膚は医学的には臓器の一部

心臓、腎臓、肝臓、肺、胃や腸など、私たち人間の身体には実に多くの臓器があります。その中で「最も重い臓器」は何だと思いますか？　答えはなんと、「皮膚」。大人の皮膚は畳1枚ぐらいの面積があり、重量は皮下組織を含めれば体重の約16％にもなります。日本人の平均体重（16歳以上）は男性64kg、女性53kgですから、それぞれ約10kg、８kgにもなるのです。

「皮膚が臓器なの？」と思うかもしれませんが、皮膚はほかの器官と同様に私たちの身体を維持するうえで、非常に重要な役割を果たしてくれています。

皮膚には主に、①保護機能、②分泌機能、③体温調節、④貯蓄作用、⑤排せつ、⑥知覚作用の６つの役割があるといわれています。

①保護機能とは、体を細菌、ウイルス、化学物質など有害物質の侵入から守っ

たり、紫外線や温度・湿度の変化から守ったりする機能です。そのおかげで私たちは感染症やアレルギーなどの皮膚疾患から守られているのです。

②分泌機能とは、皮脂や汗の分泌です。これらによって私たちの肌は乾燥から守られています。

③体温調節は、熱いときには汗を出して体温を下げ、寒いときには立毛筋《りつもうきん》を収縮させて（鳥肌がたった状態）体温が逃げないようにしています。

④貯蓄作用とは、皮下脂肪を蓄えて、体を外部からの衝撃から守ったり、体温を保ったりする働きです。

⑤排せつとは、体内の老廃物を汗として排出することです。

⑥知覚作用とは、肌で冷たい、熱い、かゆい、痛いなどを感じることで、これも私たちが生きていくうえでとても重要です。熱いものを熱いと感じなければやけどしてしまいます。痛いと感じなければケガから身を守れません。

このように、皮膚が重要な臓器であることがおわかりいただけたでしょうか。

肌は表皮と真皮と皮下組織からできている

皆さんは、肌がどのような構造になっているかご存じでしょうか。

大きくは表皮、真皮、皮下組織の3層に分かれています。

表皮は皮膚の一番外側にある0・2〜0・3㎜の薄い層で、私たちの身体を外の刺激から守ってくれています。表皮には、免疫に関与するランゲルハンス細胞やメラニンを合成するメラノサイト（色素細胞）があります。

表皮はさらに、下から順に基底層《きていそう》、有棘層《ゆうきょくそう》、顆粒層《かりゅうそう》、角質層《かくしつそう》の4つの層に分かれています。**一番下の基底層では日々新しい皮膚が作られていて、それが細胞の成長とともにだんだん表面に押し上げられ、角質層までくると最後は垢《あか》となってはがれ落ちます。このサイクルをターンオーバーといいます。**

ターンオーバーは約28〜50日のサイクルで繰り返されます。加齢とともにサイクルは長くなります。

基底層には、メラニンを合成するメラノサイト（色素細胞）があります。というと「シミの原因を作っているの？」と思うかもしれませんが、実は、メラニンには紫外線を遮断して私たちを守ってくれる役割があります。

有棘層には免疫系に関与するランゲルハンス細胞が多く含まれ、体内に侵入した異物から私たちの身体を守ってくれています。

真皮は、コラーゲンとエラスチンでできている厚く弾力のある層です。表皮の下にあり、血管や神経、リンパ管が通っています。汗腺や皮脂腺、毛包も真皮にあります。

皮下組織は、主に脂肪細胞から成り、身体を外部からの衝撃から保護してくれています。また、エネルギーを蓄えたり保温したりする役割を担います。

皮膚は、身体を外部の刺激から保護し、異物の侵入を防ぎ、温度調整や感覚の伝達をするなど、さまざまな機能を果たしているのです。

皮膚の組織図

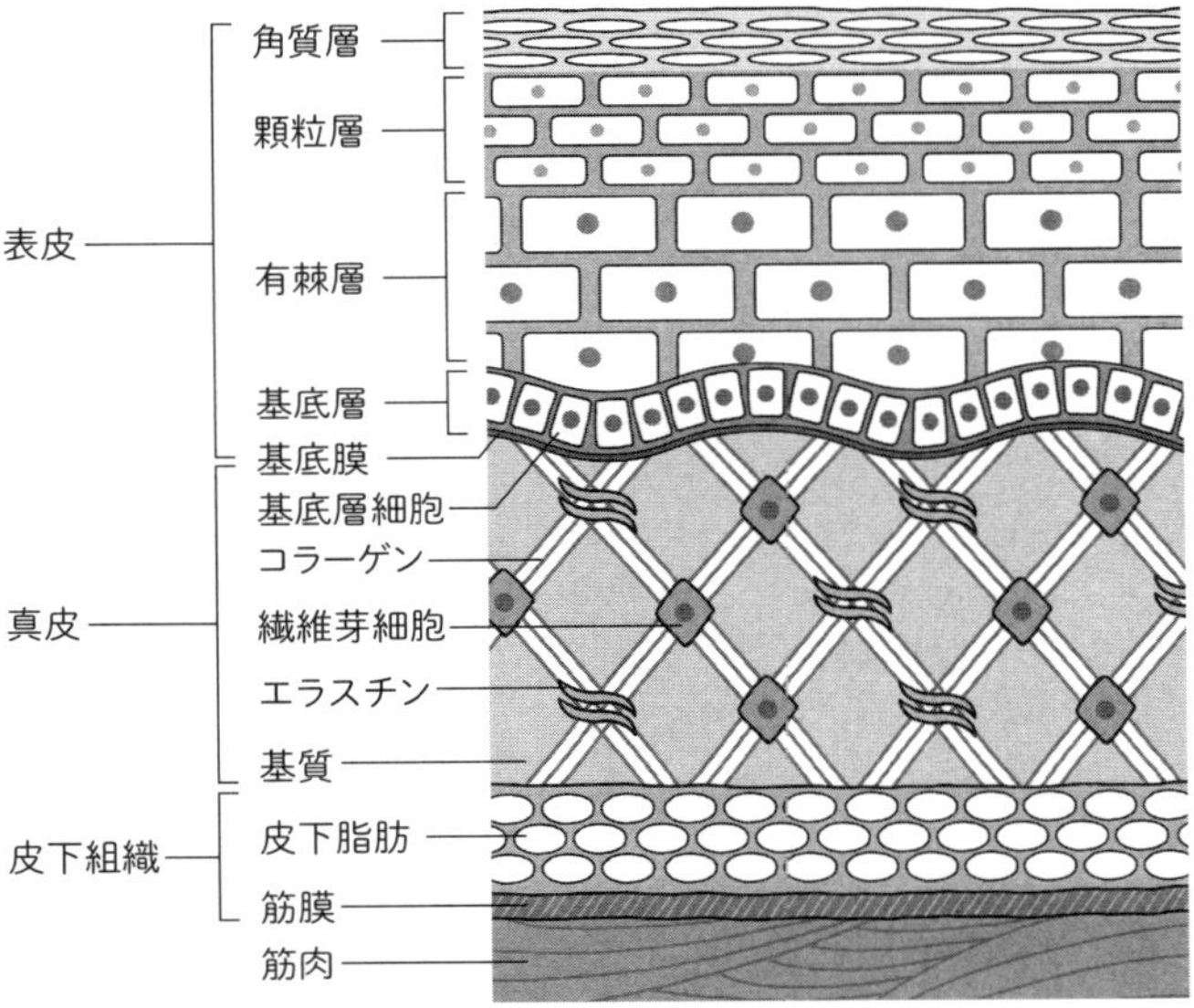

ターンオーバーの仕組み

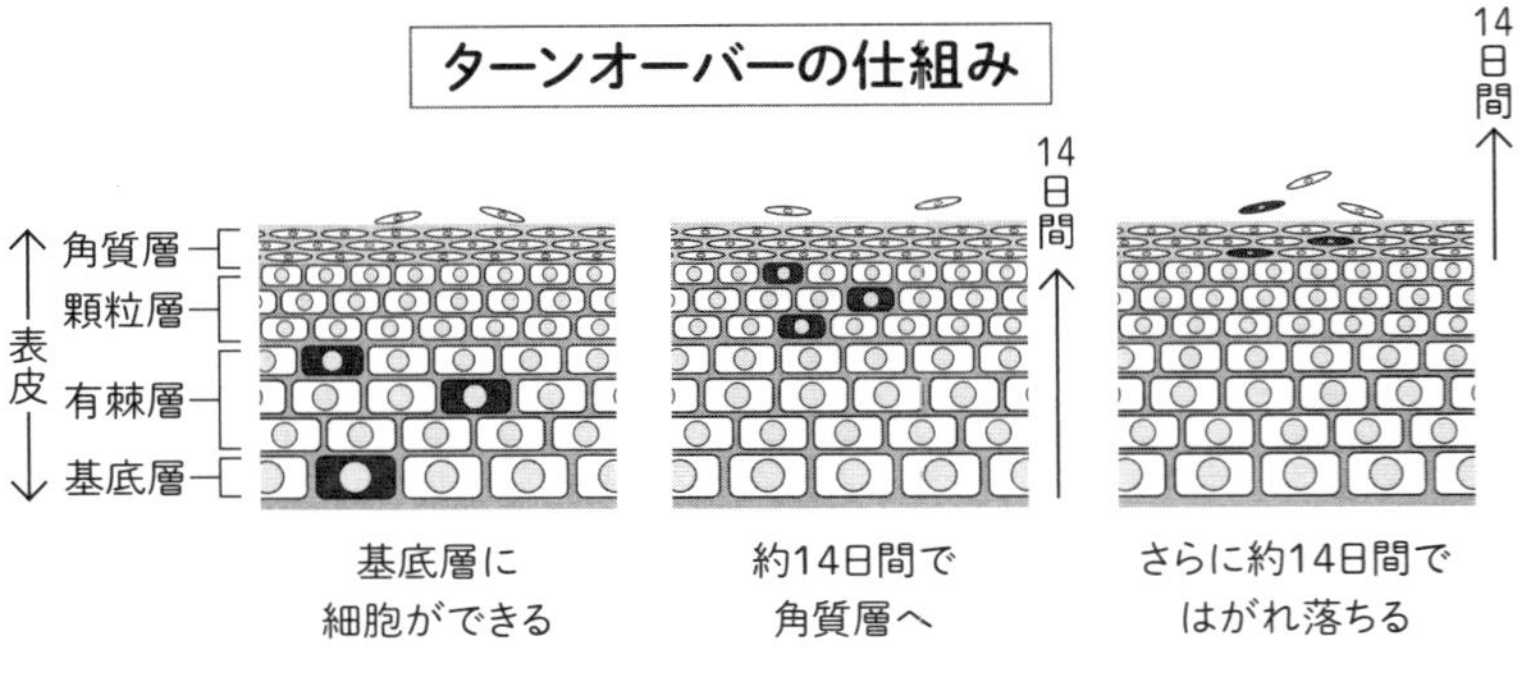

肌のハリや弾力を保つコラーゲン、ヒアルロン酸、エラスチン

肌のハリや弾力は、主に真皮に含まれるコラーゲンとエラスチン、そしてヒアルロン酸といった成分によって保たれています。

コラーゲンは、真皮の中で網目のように分布している繊維状のタンパク質で、皮膚の強度と弾力を保つために欠かせない成分です。年齢とともに身体の中でつくられるコラーゲンが減少し劣化していくため、皮膚がたるんだり、しわができたりしやすくなります。

エラスチンも、真皮の中で網目のように張り巡らされている繊維状のタンパク質です。ゴムのように引っ張られても元に戻る力、つまり皮膚の弾力を担っているのがエラスチンです。エラスチンはコラーゲンと連携して皮膚のハリと弾力を保っていますが、やはり年齢とともに減少していきます。紫外線の影響

によっても減少します。

皮膚のうるおいを担っているのがヒアルロン酸です。ヒアルロン酸は、真皮の基質部分に含まれていて、保水力が非常に高いため、うるおいのあるふっくらした皮膚を保ってくれます。しかしこれも加齢によって減っていくため、肌が乾燥しやすくなったりしわができやすくなったりします。

加齢とともにコラーゲン、エラスチン、ヒアルロン酸が減ってしまうのは食い止めることができません。しかし、皮膚のハリや弾力を保つためにできることはあります。1つ目は、しっかり保湿をして皮膚の乾燥を防ぐことです。次に、紫外線をできるだけ避けること。紫外線はコラーゲンやエラスチンを破壊するからです。3つ目は、バランスのよい食事です。ビタミンCやタンパク質など、コラーゲンの生成を助ける栄養素を積極的にとりましょう。

適度な運動も、血行をよくして皮膚に栄養をいきわたらせてくれるのでお勧めです。良質な睡眠も、肌の新陳代謝を高めるために大事なポイントです。

皮膚の角化細胞の大切な働き

皮膚は、細胞が新しく生まれ、古い細胞が垢となってはがれ落ちるサイクル（ターンオーバー）により、健康で美しい状態を保っています。表皮の90％を占める角化細胞は、基底層で生まれ、分裂を繰り返しながら有棘層、顆粒層、角質層へと上がっていき、角質細胞と変わっていきます。この過程を「角化」といいます。細胞分裂を繰り返して角質層に到達した角化細胞は、垢となってはがれ落ち、これでターンオーバー完了です（50ページのイラスト参照）。

ターンオーバーの周期は若い人で約28日ですが、加齢とともにだんだん長くなり、新しい細胞に生まれ変わりにくくなります。そのため、肌のくすみやシミ、しわが目立つようになるのです。ターンオーバーは、加齢以外にも、紫外線に当たったり皮膚が乾燥したり、不規則な生活で栄養が偏ったり、ストレスによっても乱れたりすることがあります。

角化細胞は、角化の過程で硬くなり、外部からの細菌やウイルス、化学物質、紫外線などの有害物質から身体を守ってくれます。角化細胞が作り出す角質層は、脂質（セラミド）を含み、これが水分を多く含んで肌のうるおいを保ってくれます。角質層が乱れると、水分が保たれなくなり、乾燥肌や肌荒れの原因になります。

角化細胞には、体内に異物が侵入すると、それを感知して免疫システムに情報を伝達する役割もあります。また、角化細胞は「サイトカイン」という物質を分泌し、炎症反応を引き起こすことで異物から身体を守ろうとします。

このように、角化細胞は、私たちのターンオーバーに寄与し、外敵から私たちの身体を守り、免疫にも寄与しています。

乾燥やストレスに気をつけ、規則正しい生活をして角化細胞の働きを健やかに保つことが、健康な肌の維持にもつながるのです。

子どもはなぜ、あせもができやすいのか？

あせもは、皮膚に小さな赤いぶつぶつができる皮膚疾患で、正式には「汗疹《かんしん》」といいます。

エクリン線（汗腺）という汗を分泌する管が詰まって、外に排出されなかった汗が皮膚の中にたまり、水疱《すいほう》や赤いぶつぶつができた状態があせもです。エクリン線は、汗を出すことによって体温調節を行う役割がありますが、暑い環境に長くいたり、スポーツなどで大量の汗をかいたりすることで詰まりやすくなり、あせもの原因となるのです。かゆみを伴うこともあり、かきむしってしまうことで症状が悪化したり、細菌に感染したりすることがあります。

あせもは、汗が皮膚の中のどこにたまるかで「水晶様汗疹《すいしょうようかんしん》」「紅色汗疹《こうしょくかんしん》」「深在性汗疹《しんざいせいかんしん》」の3つに分けられます。水晶様汗疹は角層内〜角層の下に、文字通り水晶のように細かいキラキラした水疱ができます。紅色汗疹は表皮内に、深在性汗疹は真皮内に水泡ができ、後にいくほど重症です。

水晶様汗疹は高温多湿な環境を避け、清潔を保つことで自然に治ることが多いです。紅色汗疹と深在性汗疹は、ステロイド剤の塗り薬で治療します。ばい菌に感染した場合は、抗菌薬の飲み薬も使用します。

大人でもかかる人はいますが、多いのは子どもや赤ちゃんです。なぜなら、**子どもや赤ちゃんは、汗腺の数は大人と同じですが、機能は未発達だからです。また、子どもの皮膚は大人と比べて非常に薄いため、汗が皮膚内にたまりやすいのです。**さらに、子どもは活発に動き回ることが多いうえに、体温調整機能が未熟なので汗をたくさんかく傾向があります。

あせもを防ぐためには、通気性のよい服を着せ、汗がこもらないようにして清潔を保ち、エアコンや扇風機を上手に利用するといいでしょう。そして、保湿をしっかりして肌のバリア機能を高めておくと、汗が詰まりにくくなります。

アトピー性皮膚炎の人がかゆみを強く感じる理由

アトピー性皮膚炎の人は、かゆみを強く感じる傾向があります。その理由は大きく2つあります。**1つは皮膚のバリア機能が普通の人よりも低下していること。もう1つは、かゆみを感知する神経や免疫反応が普通の人よりも過敏になっていることです。**皮膚にはウイルスや細菌、アレルゲン物質、紫外線など外からの刺激から身体を守るバリア機能が本来備わっています。ところが、アトピー性皮膚炎の人は、セラミドなどの保湿成分が不足していて、肌が乾燥しやすいという特徴があります。その結果、バリア機能が低下し、さまざまな異物が侵入しやすくなっているため、かゆみを引き起こしやすいのです。

また、アトピー性皮膚炎の人は、ヒスタミンやプロスタグランジンなど、かゆみを引き起こす物質が普通の人よりも多くなっています。これらの物質がかゆみを感知する神経を刺激するために、かゆみを強く感じるのです。

かゆみの刺激を伝える神経の末端は、表皮と真皮の境界部周辺に存在しています。この末端の神経が、かゆみという信号を受け取って脳に伝えることで、脳が「かゆい」と認識します。アトピー性皮膚炎の人は皮膚バリアが低下しているため、この末端神経が普通の人よりも表皮に近いところにあります。そのため、わずかな刺激でもかゆみを強く感じてしまうのです（68ページで、この末端神経を元に戻す治療を紹介します）。

ほかには、アトピー性皮膚炎の人は、普通の人よりも脳がかゆみの信号を過度に処理するため、かゆみを強く感じるという説もあります。

かゆみはかくことで余計かゆくなります。かくと皮膚に傷ができ、それが炎症反応を引き起こし、炎症が起こるとヒスタミンなどかゆみを感じる物質がさらに分泌されるからです。また、かゆみを伝える神経も過敏になります。その結果、「かけばかくほどかゆくなる」という悪循環が起こるのです。

カサカサ乾燥は皮膚の大敵！

私は幼いころから乾燥肌でしたが、とくに何のケアもしてきませんでした。しかし、皮膚科医になってから、肌の乾燥がいかにおそろしいことかを知り、しっかり保湿をするようになりました。

皮膚が乾燥すると肌のバリア機能が低下し、外部の刺激や細菌・ウイルスなどに対する防御力が弱まるため、さまざまな健康上のリスクが高まります。

乾燥肌によるリスクの代表格はアトピー性皮膚炎です。皮膚のバリアが弱まることでアレルゲンや細菌が皮膚から侵入しやすくなり、アトピー性皮膚炎が発症・悪化しやすくなります。とくに赤ちゃんや小さな子どもは自分では保湿ができませんから、親が意識して、しっかり保湿をしてあげてほしいと思います。

接触性皮膚炎も、皮膚の乾燥によって発症しやすくなります。金属や植物など、特定の物質に触れることで皮膚に炎症が起こるのが接触性皮膚炎です。バリア機能の低下した皮膚は外部刺激に敏感になっているため、アレルギー反応を起こしやすく、それがかぶれや炎症の原因になるのです。

また、皮膚は乾燥すると小さな亀裂や傷ができやすくなります。それによって細菌や真菌（カビ）が侵入しやすくなり、水虫などの皮膚感染症にかかるリスクが高まります。

乾燥肌は美容の大敵でもあります。皮膚がうるおいを失い、肌の弾力を低下させるため、しわやたるみの原因となります。

保湿ケアは、ローションや乳液をやさしく丁寧に塗ってください。乾燥がひどい場合は保湿クリームも加えるといいでしょう。保湿ケアの最適なタイミングはお風呂あがりです。水分の蒸発とともに肌の水分も奪われるので、入浴後はできるだけ早く保湿をしてください。セラミドやヒアルロン酸、スクワランなどの保湿成分が含まれているものがとくにお勧めです。

「清潔にしすぎ」はかえって皮膚にダメージを与える

皮膚を健やかに保つために、清潔にすることはとても大事ですが、実は清潔にしすぎてもよくありません。なぜなら、皮膚は外敵の侵入から守るためのバリア機能があるので、洗いすぎると皮膚バリアを壊してしまうからです。

皮膚にはもともと「皮脂膜」という天然の保護層があります。これが水分を保持して肌のうるおいを保ったり、外部の刺激から肌を守ったりしています。洗いすぎるとこの皮脂膜が失われてしまい、皮膚のバリア機能がなくなってしまうのです。

また、皮膚には常在菌というものが存在しています。この常在菌のバランスによって、外部からの有害な細菌の侵入を防いで皮膚を保護しています。石けんを使いすぎると、この常在菌のバランスが崩れ、皮膚の免疫力が低下してしまいます。その結果、ニキビや肌荒れ、感染症のリスクが高まるのです。

皮膚の適切な洗浄回数は、顔は朝晩の2回が目安です。1回でよいという人もいますが、私は2回を推奨しています。朝は寝ている間に分泌された余分な皮脂を落とすため、夜は日中についた汚れやメイクを落とすのが目的です。冷たい水で洗うと、毛穴が十分に開かず汚れが落ちにくくなるので、ぬるま湯で洗いましょう。洗顔料は、他人に合うものが自分にも合うとは限りません。実際に使ってみて、自分の肌に合うものを使用してください。

入浴は1日1回、ぬるめのお湯で洗ってください。熱いお湯は皮脂を必要以上に奪ってしまうからです。垢すりなどでごしごしこすらず、やさしく洗います。乾燥肌の人は、石けんを手で泡立てて、皮脂の多いわきの下や足の裏、陰部のみをなでるように手で洗ってください。それ以外はお湯で洗い流すだけにしてください。患者さんにそういうと、「え、それだけでいいんですか？」と驚かれるのですが、普通の汚れならお湯だけで十分です。

皮膚の常在菌が病原菌の侵入を防いでいる

カビや菌というと、皮膚の大敵のように思うかもしれませんが、前項でも述べたように、皮膚には、私たちを外敵から守ってくれる常在菌がたくさん存在しています。

常在菌は、皮脂や汗を分解することで皮膚表面を弱酸性に保ち、病原菌が増えにくい環境を作ります。この弱酸性の状態は「酸性被膜」とも呼ばれ、肌の天然のバリアとなります。酸性被膜が、外部から侵入する病原菌と闘って病原菌の増殖を防いでくれます。

さらに常在菌の中には、抗菌物質を分泌し、病原菌の増殖を抑えてくれるものもあります。また、常在菌は肌の免疫システムと協力し、私たちの身体を病原体の侵入から守ってくれています。

目に見えない常在菌が、私たちの皮膚を守るためにこれほど貢献してくれているとは驚きですね。

しかし、常在菌のバランスが崩れると、これらの仕組みも崩れ、乾燥肌、ニキビ、湿疹、感染症などさまざまな皮膚トラブルを引き起こします。

常在菌のバランスが崩れる原因は、主に過度な洗浄や強いアルコール成分の使用です。コロナ禍で消毒液を使う機会が増え、手荒れで来院される人が増えましたが、これはアルコールでばい菌ばかりか常在菌まで退治してしまったからだと考えられます。

ストレスやホルモンバランスの変化、食生活や生活習慣の乱れも常在菌のバランスを乱します。抗生物質の使用で肌荒れをする人がいますが、これも、抗生物質によって常在菌まで死滅してしまったことが原因でしょう。

常在菌のバランスを保つには、過度な洗浄を避け、しっかり保湿をし、規則正しい生活、バランスの取れた食生活をすることが大切です。

第三章

病気・症状別「やってはいけない」皮膚トラブルの対処法

帯状疱疹

帯状疱疹は様子見しない。勝負は「はじめの3日間」

Check!!

- 帯状疱疹《たいじょうほうしん》は、水疱瘡《みずぼうそう》と同じ水痘《すいとう》・帯状疱疹ウイルスによる感染症
- 多くの人は子どものころにかかっているか予防接種を受けて、身体の中に抗体ができているが、年齢とともに抗体が減り、かかりやすくなる
- 予防接種により、発症や重症化のリスクを小さくすることが可能

おうちでできるセルフケア

- 50歳を過ぎたら帯状疱疹のワクチン接種を受けましょう。
- 免疫力が低下するとかかりやすいので、栄養バランスのよい食事をとり、身体をよく休めましょう。

こんな症状ならクリニックへ

痛みを感じて数日後に皮膚に発疹《ほっしん》が現れたら帯状疱疹を疑います。効果のある内服薬がありますので、病院で処方してもらいましょう。

帯状疱疹は、最初は皮膚にピリピリするような痛みやかゆみを生じ、数日後に赤い発疹や水疱《すいほう》ができます。原因は水疱瘡と同じウイルスです。日本人の成人の90％以上が体内に保有しており、疲労やストレスで免疫機能が下がるとウイルスが活性化します。感染力は弱いですが、水ぶくれに触れることでウイルスがうつり、水疱瘡を発症することがあります（まれに空気感染します）。とくに、免疫力が弱っている高齢者や妊婦、小さな子どもは要注意です。

帯状疱疹への対処で重要なのは「はじめの3日間」です。帯状疱疹の治療には抗ウイルス薬を使用しますが、早く投与するほど効果が高いからです。

治療せずに発疹が落ち着いても、帯状疱疹後神経痛といって、その後も痛みが続くケースも少なくありません。早く薬を飲めば痛みは緩和され、重症化リスクも減ります。また、「痛むので湿布を貼ったらかぶれてしまった」と来院され、診察すると帯状疱疹だったという方も多いですので、身体の一部分に痛みのある皮疹がある場合は、すぐに皮膚科を受診して薬をもらってください。

湿疹

湿疹、アトピーはかいてはいけない

Check!!

- かくことでよけいかゆくなり、症状が悪化して治りにくくなる
- 皮膚のバリア機能が低下し、刺激やかゆみに敏感な肌になってしまう
- かいたところが色素沈着を起こし、痕《あと》が残ることがある

おうちでできるセルフケア

● 冷やすことでかゆみがおさまります。

● ステロイドの外用薬を塗って、皮膚の腫《は》れを抑えましょう。

● かゆみを抑える飲み薬（抗ヒスタミン薬）を服用しましょう。

こんな症状ならクリニックへ

市販薬で応急処置をしてもかゆみがおさまらない、かき壊したところがジュクジュクしてきた、という場合はすぐ病院へ。

かゆみは痛みよりも耐えがたいといわれます。しかしそれでも、湿疹やアトピー性皮膚炎はかいてはいけません。なぜなら、かくことで皮膚が刺激され、炎症がさらに悪化するからです。とくにアトピー性皮膚炎の人は、皮膚のバリア機能が低下しているので、ちょっとした刺激でも症状が悪化しやすいのです。

また、かくとそこの部分が炎症になり、かくこと自体がかゆみの原因になっていきます。すると、「かけばかくほどかゆみが強くなる」という悪循環に陥《おちい》ってしまいます。とくに首や頭などは、あまりかゆくな

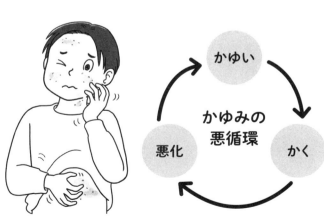

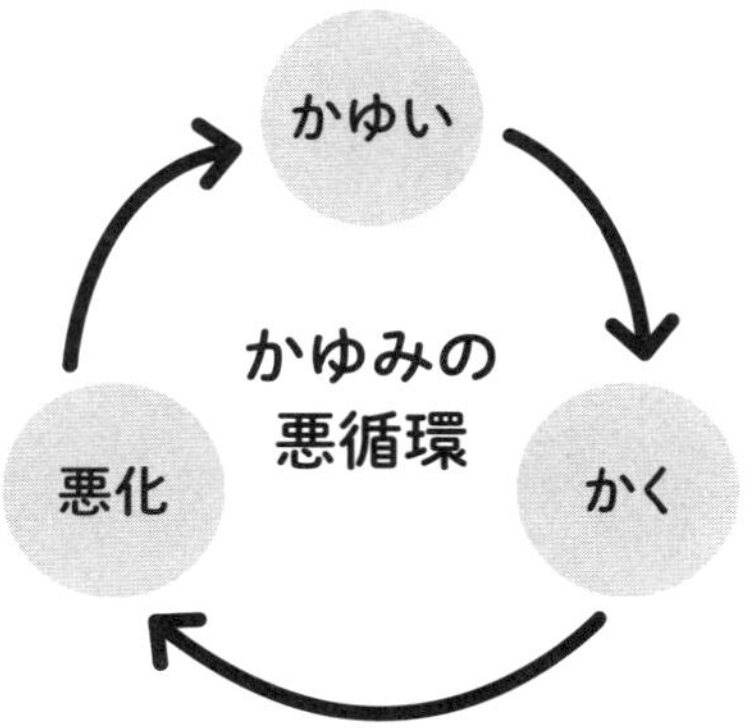

くてもつい手がいってしまい、かいてしまいがちです。

さらに、かくことで皮膚の表面に小さな傷ができ、そこから細菌やウイルスが入り込むリスクが高まります。

長期間にわたってかゆいところをかいたりこすったりし続けると、その部分の皮膚が厚くなったり黒ずんだりして、痕が残る場合もあります。

かゆみに耐えられないときは、保冷剤などで冷やすとかゆみが抑えられます。また、かゆみ止めの内服薬（抗ヒスタミン薬）や、皮膚の炎症を抑えるステロイド剤などの市販薬も効果的です。

アトピー性皮膚炎の方でステロイドの使用に抵抗のある方には、市販では売っていないステロイド以外のアトピー性皮膚炎用の塗り薬もクリニックで処方することができます。また二章でも触れましたが、末梢神経が伸びてしまうことによるかゆみに対しては、光線療法という保険が適用される治療もできます。医師にご相談ください。

健康な肌とアトピー性皮膚炎が起こっている人の肌の違い

健康な皮膚

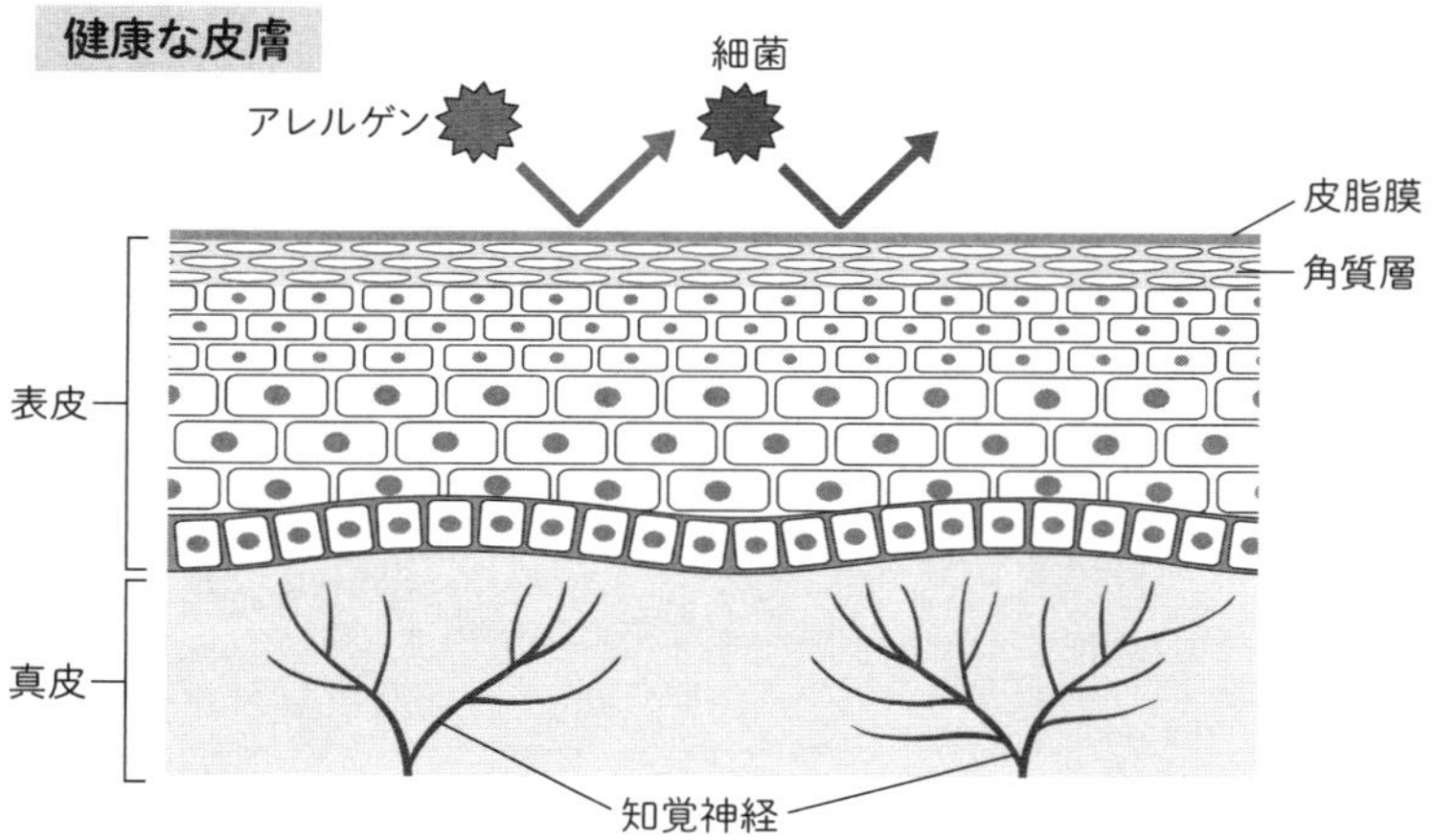

アトピー性皮膚炎

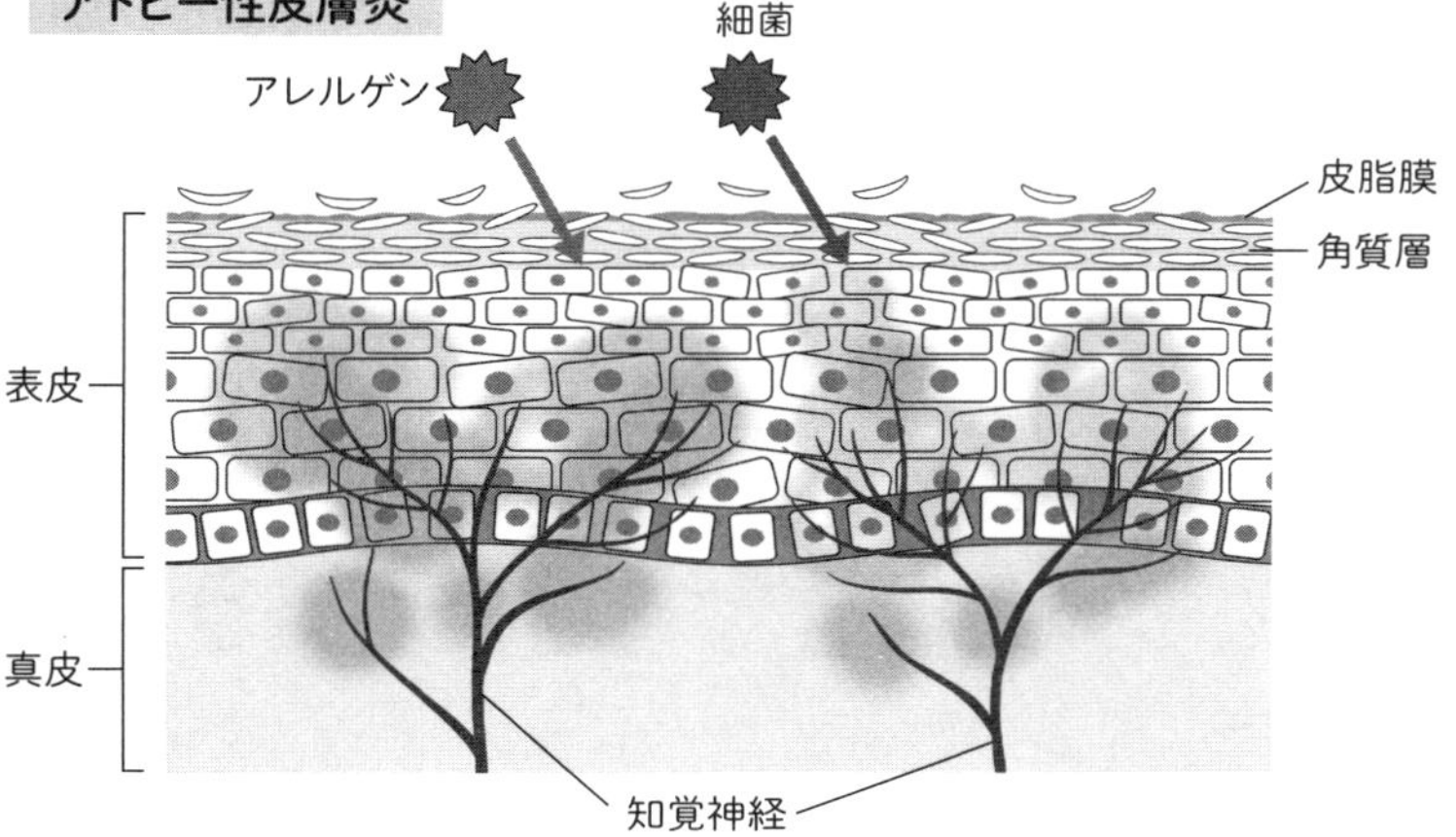

皮膚炎①

皮膚の炎症は放っておかない！色素沈着の原因になってしまう

Check!!

- ☑ 皮膚の炎症はメラノサイトを活性化させ、色素沈着を促進する
- ☑ 炎症を放置しておくと、色素沈着が起きやすくなる
- ☑ 一度できた色素沈着はなかなか治らない。なかなか治らないものは色素沈着ではない場合も

おうちでできるセルフケア

●赤みや腫れがひどいときは、冷たいタオルなどを当て、血管を収縮させて症状をやわらげましょう。

●日に当たらないように、こすらないようにして、色が薄くなってくるのを待ちましょう。

こんな症状ならクリニックへ

色素沈着が広がってきた、色ムラがある、いじらないようにしているのに長期間改善しない、という場合は病院を受診してください。

皮膚の炎症は、体内に異物の侵入などがあった際に、それを排除するために免疫細胞が働いた結果、起こるものです。症状としては、赤み、腫れ、かゆみ、熱感などがあります。自然に治ることも多いですが、**長引くと皮膚のバリア機能が低下して皮膚トラブルが慢性化したり、色素沈着を起こしたりすることがあります。**色素沈着は、皮膚の炎症によって皮膚が刺激され、メラノサイト（メラニンを生成する細胞）が活性化することによって起こります。メラニンはもともと肌を守るために生成されるのですが、炎症が強いと過剰に生成され、肌に色素が残りやすくなります。これは「炎症後色素沈着（ＰＩＨ）」と呼ばれ、ニキビ痕やかぶれた後、やけど後などにもよく見られます。

一度色素沈着が起こると、なかなか治りません。できてしまった色素沈着は、ビタミンＣ誘導体、アルブチン、ナイアシンアミドなど、美白成分が含まれるスキンケア用品を使用することで薄くなることが期待できます。そのほか、イオン導入など美容医療が選択肢となります。

皮膚炎②

脂漏性皮膚炎の人は暴飲暴食しない

おうちでできるセルフケア

●野菜、果物、ナッツ類、魚介類など、抗炎症作用のある食品、ビタミンB群や亜鉛を多く含む食品を積極的にとりましょう。

●アルコールや糖分を控えましょう。

こんな症状ならクリニックへ

赤みが強い、患部が広がっている、という場合は病院で診《み》てもらいましょう。

Check!!

- 脂っこい食事は脂漏性皮膚炎《しろうせいひふえん》を悪化させる
- アルコールや糖分が多い食事は体内の炎症を促進するため、脂漏性皮膚炎悪化の要因になるかゆみやフケが生じる脂漏性皮膚炎は、皮脂の分泌と関係が深く、食習慣が皮膚の状態に影響を及ぼすことがあります。脂っこい食事は皮脂の分泌を促進し、脂漏性皮膚炎を悪化させる原因になります。また、脂漏性皮膚炎は炎症を伴うことが多いのですが、アルコール（お酒）や糖分が多い食事は体内の炎症を促進しますから、これも脂漏性皮膚炎が悪化する要因となります。

暴飲暴食をする人にありがちなのは、偏った食事によって、皮膚や身体の健康に必要なビタミンやミネラルが不足することです。ビタミンB群や亜鉛、ポリフェノールなどの抗酸化成分は、皮膚の健康に影響のある栄養素です。これらが不足すると皮膚の抵抗力が弱まり、脂漏性皮膚炎だけでなく、さまざまな皮膚トラブルを引き起こしやすくなります。**アルコールや糖分、脂っこい料理を控え、バランスのよい食事をすることが、症状の改善につながります。**

生活習慣の改善や市販薬で治らない場合は、カビ（真菌）が原因かもしれません。病院を受診し、必要なら抗真菌薬を処方してもらってください。

皮膚炎③ 刺激性皮膚炎の人は締めつける服を着てはいけない

Check!!

- ☑ 刺激性皮膚炎は、洗剤などの刺激物だけでなく、摩擦や圧迫も悪化の原因になる
- ☑ 締めつける服は、摩擦によって皮膚を刺激し、血行不良を起こしてバリア機能を低下させる

おうちでできるセルフケア

- 原因となる物質をできるだけ排除しましょう。
- ゆったりした服を着ましょう。
- しっかり保湿をして皮膚のバリア機能を高めましょう。

こんな症状ならクリニックへ

痛みやかゆみが強い、炎症が広がっている、なかなか治らない、というときは病院で診てもらいましょう。

刺激性皮膚炎は、皮膚が洗剤や化学薬品などの刺激物にさらされることで生じる炎症の一種です。摩擦や汗、温度変化などが原因となることもあります。症状としては、皮膚が赤くなったり、かゆみや乾燥、痛みを伴ったりすることもあります。とくに、敏感肌や乾燥肌の人はかかりやすい傾向があります。

刺激性皮膚炎の人は、身体を締めつける服を着ないようにしましょう。皮膚が圧迫されたり、布地がこすれて摩擦が起きたりして、皮膚が刺激を受けやすくなるからです。また身体を締めつけることで血行を悪化させ、皮膚のバリア機能を低下させてしまいます。これらの理由から、皮膚が過敏になり、刺激性皮膚炎を悪化させてしまうのです。服の素材は綿１００％が理想です。

ケア方法としては、まずは原因物質を特定し、それを避けることです。**化学薬品や強い洗剤、香料の強い化粧品などは皮膚を刺激しやすいので使用を避けてください。ゆったりした服を選び、摩擦を避けることも刺激性皮膚炎の悪化を防ぎます。**しっかり保湿をして皮膚のバリア機能を強化することも重要です。

皮膚炎④

皮脂欠乏性皮膚炎の人は身体を洗いすぎてはいけない

Check!!

- ☑ 皮膚の水分や皮脂の不足が乾燥性皮膚炎の原因になる
- ☑ 秋冬の乾燥や加齢によっても皮膚の乾燥は進む
- ☑ 予防には洗いすぎないことと保湿が何より大事

おうちでできるセルフケア

- 低刺激の石けんをよく泡立ててやさしく洗いましょう。石けんはわきの下、足、陰部だけの使用でOKです。
- セラミドやヒアルロン酸配合のクリーム、ローションで保湿します。

こんな症状ならクリニックへ

皮膚のひび割れや痛みがある、かゆみや炎症が強い場合は医師に相談しましょう。早めのケアが大事です。

皮脂欠乏性皮膚炎は乾皮症《かんぴしょう》ともいい、皮膚の水分と皮脂の不足によって皮膚が乾燥し、赤みやかゆみ、ひび割れなどの症状が現れる皮膚炎です。白く粉をふいたり、フケのようにはがれたりすることもあります。とくに、**秋冬の乾燥した季節になりやすく、加齢によっても皮脂の分泌が減少し、かかりやすくなります。悪化すると皮膚のバリア機能が低下し、炎症を起こしてしまうこともあります。**

皮脂欠乏性皮膚炎の予防には、洗いすぎないことと、保湿の2点が重要です。お風呂は長湯を避け、ぬるめのお湯で、短時間で済ませます。石けんは低刺激の固形石けんをしっかり泡立て、泡でやさしく手でなでるように洗います。ナイロンタオルの使用はやめましょう。石けんをつけて洗うのは皮脂の多いわきの下や足、足指の間、陰部だけで十分です。乾燥しやすい足のすねは洗わないようにしてください。入浴後はセラミドやヒアルロン酸配合のローションや乳液で保湿してください。乾燥する季節には加湿器を使用するのも一案です。

かぶれ①

保湿剤や化粧品によるかぶれを放ってはいけない！

Check!!

- ☑ 以前から使っていた化粧品や保湿剤で“突然”かぶれることも
- ☑ 「過去に使っていて大丈夫だった」は関係ない
- ☑ 保湿剤でかぶれる場合は、保湿剤に含まれる成分がアレルギーの原因になっていることがある

おうちでできるセルフケア

- 低刺激で無香料・無添加の保湿剤や化粧品を使いましょう。
- アレルギー性のかぶれが疑われる場合は、使用する前にパッチテスト（140ページ参照）を行いましょう。

こんな症状ならクリニックへ

赤みや腫れ、かゆみが強い、皮膚がひび割れて出血している、なかなか症状が治らない、という場合は病院で診てもらいましょう。

新しい化粧品を使って数日して皮膚に異変があれば、化粧品によるかぶれと気づいて使用を中止する方が多いと思います。しかし、長年使っていた保湿剤が急に合わなくなることもあります。この場合、保湿剤が原因と気づかず、市販薬で治そうとして逆に悪化してしまう患者さんがいます。**「過去に使って大丈夫だったから」という方が多いですが、かぶれに過去は関係ありません。**また、「保湿剤が原因のはずはない」という思い込みから問診の際に保湿剤のことをいわない患者さんもいて、原因の特定が遅れるケースがよくあります。

かぶれには刺激性とアレルギー性の2種類があります。刺激性のかぶれは一過性のことが多く、保湿剤が原因であっても肌の状態がよくなればまた使用することができますが、アレルギー性の場合は原因物質が含まれるとわかった以上、その化粧品は使えません。香料、防腐剤、アルコール、特定の植物由来のエキスなどはアレルゲンになることが多いので、普段の保湿剤を見直してみてください。低刺激で無香料・無添加のものに変更することも一案です。

かぶれ②
アルコール消毒はときにかぶれることもある

Check!!

- ☑ アルコール消毒によってバリア機能が低下し、肌荒れの原因に
- ☑ アルコール自体がアレルギーの原因となり、アレルギー反応を引き起こすことがある
- ☑ ウイルス対策なら手洗いするだけで十分

おうちでできるセルフケア

- アルコールにかぶれるようなら使用をやめ、アルコールではなく水や低刺激の石けんで手指を洗いましょう。
- 手指を洗った後は、しっかり保湿しましょう。

こんな症状ならクリニックへ

手指がひび割れて痛みがあり、日常生活に支障が出ている、強いかゆみがある、水疱や膿《うみ》がある場合は病院で診てもらいましょう。

コロナ禍以来、スーパーなどの入口にアルコール消毒液が置かれることが当たり前になりました。手指を清潔に保つのは決して悪いことではないのですが、頻回の消毒にはデメリットのほうが多いと、私は思っています。

最大のデメリットは、アルコールによって皮膚の水分が奪われて乾燥し、皮膚のバリア機能が低下してしまうことです。バリア機能が低下すると皮膚が外からの刺激に対して敏感になり、感染症やアレルギー反応のリスクが高まります。また、皮膚には常在菌（善玉菌）が多数存在し、皮膚を外敵から守っていますが、消毒によってこれらの菌も死滅し皮膚のバランスが崩れてしまいます。さらに、アルコールの成分自体がアレルゲンになってかぶれを起こすこともあるのです。手洗いは石けんを使ったほうがもちろんよいですが、石けんがない場合でも15秒以上かけて手全体を水で洗うだけでも、ウイルスの数は激減します。手洗い後に消毒する人もいますが、まったく必要ありません。むしろ、肌を傷めてしまいます。ウイルス対策なら手洗いで十分です。

乾燥肌

長風呂の人は要注意！　さらに乾燥してダメージを受けやすくなる

Check!!

- ☑ 長風呂をすると、皮膚のうるおいを保つ皮脂が流れ落ちてしまう
- ☑ 角質層がふやけるとバリア機能が低下する
- ☑ 湯あがりは、肌表面の水分とともに皮膚内部の水分も蒸発する

おうちでできるセルフケア

- ぬるめのお湯に短時間つかることを心がけましょう。
- お風呂からあがったら、できるだけ早めに保湿をし、水分の蒸発を防ぎましょう。

こんな症状ならクリニックへ

皮膚がひび割れたり、痛みやかゆみを強く感じたりするようなら、かき壊して悪化する前に受診しましょう。

お風呂好きな方も多いと思いますが、長時間お湯につかると皮膚を覆っている皮脂が流れ落ちてしまいます。**皮脂は皮膚から水分の蒸発を防ぎうるおいを保ってくれる天然の保護膜です。これがなくなると、当然皮膚は乾燥してしまいます。**また、長風呂によって皮膚の最も外側にある角質層がふやけてバリア機能が低下します。すると皮膚は外からの刺激にさらされ、ダメージを受けやすくなります。さらに、**お風呂あがりに皮膚の表面の水分が蒸発する際、皮膚内部の水分も一緒に蒸発してしまうので、ますます乾燥しやすくなります。**

ですから長風呂は、乾燥肌の人にはお勧めできません。普通肌の人でもお風呂を出た後に、かゆみや乾燥を感じるようであればしないほうがよいでしょう。ただし、入浴がストレス解消になる人もいると思います。その場合はぬるめのお湯（38度〜40度程度）で、30分以内にしてください。そして、お風呂からあがったら水分をしっかり拭いて（ごしごしはしないで）、なるべく早くローションやクリームで保湿をしましょう。保湿剤は毎日塗ることが大事です。

脂性肌

脂性（オイリー）肌だからといって洗いすぎない

おうちでできるセルフケア

- 1日2回、低刺激の洗顔料をしっかり泡立てやさしく洗いましょう。
- 油分の少ないローションや乳液で保湿をしましょう。
- 脂肪の少ない食事を心がけましょう。

こんな症状ならクリニックへ

ニキビや脂漏性皮膚炎ができたら、悪化しないうちに病院に行きましょう。軽いうちなら回復も早いです。

Check!!

- 皮脂を取りすぎると脳が「皮脂が足りない」と判断して、もっと皮脂を分泌してしまう
- 皮脂は皮膚を守るバリア。ごしごし洗って取りすぎない

脂性肌とは皮脂の分泌が多い「オイリー肌」のことです。脂性肌の人は皮脂が毛穴に詰まりやすく、ニキビが出やすくなります。また毛穴が黒ずんだり、肌の表面、とくにTゾーンがテカったり、べたついたりします。カビの一種であるマラセチア菌は皮脂を好むため、脂漏性皮膚炎のリスクも高くなります。

では皮脂を洗い流せばいいのかというと、実はそうではありません。なぜなら**皮脂を取りすぎると脳が「皮脂が不足している」と判断して、よけいに皮脂を分泌しようとするからです。**「自分は脂性なので1日5回は顔を洗う」という方がいましたが、これでは逆効果。この方は洗顔後の保湿もしていませんでした。

脂性肌の人の肌ケアのポイントは、「適度な洗顔」です。朝と夜の2回、低刺激の洗顔料をしっかり泡立て、泡で顔をやさしく洗いましょう。洗浄力の強い洗顔料や洗顔ブラシでごしごし洗うと、皮脂を取りすぎてしまいます。

脂性肌でも保湿は必要です。洗顔後は油分の少ないローションや乳液で保湿します。脂肪の少ない食事で、体の中からケアすることも忘れずに。

汗

汗をかいたらそのままにしない。皮膚トラブルの温床に

Check!!

- ☑ 汗をそのままにしておくと細菌が増殖し、皮膚トラブルや体臭の原因に
- ☑ 汗に含まれる塩分がかゆみを引き起こし、かくことで皮膚トラブルに発展する
- ☑ 皮脂と混ざって酸化すると、体臭がさらにきつくなる

おうちでできるセルフケア

●汗をかいたら放置せず、タオルや汗拭きシートでこまめに拭き取りましょう。

●運動でかいた汗はシャワーで洗い流しましょう。通気性のよい服で蒸れを防ぎましょう。

こんな症状ならクリニックへ

あせもや皮膚炎、かぶれ、ニキビ、毛包炎などの症状が出た、かゆみがひどい、体臭が気になるといった場合は受診しましょう。

汗には、水分だけでなく、塩分や老廃物も含まれていますから、肌に残ったままだと細菌が増殖しやすくなり、皮膚トラブルの原因になります。

汗によって起こる皮膚トラブルには、あせも（汗疹《かんしん》）、皮膚炎やかぶれ、ニキビ、毛包炎、94ページで解説するマラセチア毛包炎などがあります。また、**汗に含まれる塩分によって皮膚にかゆみを生じ、それをかくことによって皮膚トラブルに発展することもあります。**

汗を放置すると体臭の原因にもなります。汗そのものは無臭なのですが、皮膚表面の細菌が汗に含まれる成分を分解することで体臭が発生するのです。脂性肌の人の場合は皮脂と汗が混ざり、さらに皮脂が酸化することで臭いが強くなります。汗をかいたらすぐにタオルや汗拭きシートで拭き取り、運動後や外出から帰った際はシャワーで汗を流しましょう。

暑い季節には通気性のよい服を着ると、汗が蒸れず細菌の繁殖を抑えることができます。体臭が気になる場合は制汗剤も使用するといいでしょう。

ニキビ①

ニキビ治療は長期戦。薬が効かないからといってすぐにやめない

Check!!

- ニキビが次々できるのは、皮膚に目に見えない毛穴の詰まり（微小面ぽう）がたくさんあるから
- 思春期のニキビはホルモンバランスが大きく関与している
- ニキビ治療は長くかかるものと理解する

おうちでできるセルフケア

- 洗顔で皮脂や汚れを落としましょう。適度な洗浄で洗いすぎないことです。
- ニキビ用のスキンケア商品（ノンコメドジェニックテスト済みのもの）で保湿をしましょう。

こんな症状ならクリニックへ

なかなか治らない、顔全体に広がって皮膚が炎症を起こしている場合は受診を。とくに思春期のニキビは軽症でも受診してください。

ニキビは、毛穴に皮脂が詰まって炎症を起こし、毛穴の中でアクネ菌が増殖することで起こります。最初は目に見えない微小面ぽう（毛穴の詰まり始め）から始まり、白ニキビ、黒ニキビ、赤ニキビ、黄ニキビへと進行していきます。黄ニキビになると膿が出て、ニキビのサイクルは終わります。しかし肌の下には、微小面ぽうが新しいニキビになるべく控えています。赤ニキビや黄ニキビを治しても微小面ぽうをなくさない限り、ニキビは次々できて治らないのです。だから、一見治ったように見えても治療をやめてはいけません。ニキビの患者さんには、「長期戦ですので頑張っていきましょう」とお話ししています。

ニキビの治療は、症状によって異なります。赤ニキビや黄ニキビは抗菌剤の塗り薬でアクネ菌を退治します。微小面ぽうや白ニキビ、黒ニキビはピーリング作用のある外用薬で毛穴の詰まりを改善していきます。

微小面ぽうの発生を抑えれば新しいニキビはできなくなり、やがて皮膚の状態はよくなっていきます。

ニキビ②

ニキビは自分でつぶさない！炎症を悪化させてしまう

Check!!

- ☑ ニキビを自分でつぶすと、二次感染のリスクがある
- ☑ ニキビをつぶすなら病院で
- ☑ 赤く腫れて痛みが強い場合や黄ニキビでなければ無理してつぶさないほうがいい

おうちでできるセルフケア

- 気になるとは思いますが、触らないようにしましょう。
- 受診できない場合は、市販の抗生剤の塗り薬を塗ってみましょう。

こんな症状ならクリニックへ

痛みがある場合や、つぶしたいと思うニキビがあれば、クリニックに相談しましょう。

爪や指には多くの細菌がついています。自分でニキビをつぶすと傷口から細菌が入り、炎症を悪化させる可能性があり、治りも遅くなります。基本的にはニキビは自分でつぶさないでください。かなり腫れていて、痛みがある場合や黄ニキビなどはつぶしますが、つぶすなら膿を全部出してしまわないといけません。病院では、清潔な針やレーザーでつぶしますので、自分でつぶすよりはるかに衛生的で安全です。

ニキビは自分でつぶしたり重症化したりすると、クレーターのような痕がずっと残ります。ニキビ痕のケアは保険がきかない治療がメインになります。

私も思春期にできたニキビの痕が残っていて、あのとき、治療しなかったことを後悔しています。悪化する前に、できるだけ早く医師に相談するようにしてください。黒いニキビが大きくなる場合には、医療機関では専門の器具で安全に毛穴に詰まっている角質を排出する治療を行っています。保険適用なので費用もあまりかかりません。

毛包炎

マラセチア毛包炎は不潔にしない

Check!!

- ☑ 皮脂が多いところにできやすく、皮脂の分泌量の多い思春期や脂性の人に発生しやすい
- ☑ 夏に発生することが多い
- ☑ 不潔にしていると原因菌（マラセチア菌）が増殖する

おうちでできるセルフケア

- 低刺激のボディーソープや洗顔剤で洗い、清潔を保ちましょう。
- 洗ったら、しっかり保湿しましょう。
- 疲労やストレスをためないことも大事です。

こんな症状ならクリニックへ

背中や胸などに広がった場合や、かゆみが強い、なかなか改善しないという場合は病院で診てもらいましょう。

マラセチア毛包炎は、皮膚に常在する真菌の一種「マラセチア菌」によって引き起こされます。毛包炎とは、毛根を包む毛包や毛嚢《もうのう》に炎症が起こった状態のことです。マラセチア菌は皮脂が大好物なので、皮脂腺が多い顔やわきの下、胸、背中、頭皮などに発生します。赤いぶつぶつや膿がたまった膨らみができるのが特徴です。**ニキビに似ていますが、ぶつぶつの大きさが比較的そろっていることや、表面がてかてか光っていることで見分けられます。**とくに夏に多く、高温多湿な状況下でなりやすいです。

マラセチア毛包炎は皮脂の分泌が増える思春期や、脂性の人がかかりやすく、疲労やストレスで免疫力が低下しているときにもかかりやすい病気です。不潔にしておくと皮脂や汗がたまってマラセチア菌が増殖するため、悪化しやすくなります。洗いすぎても皮膚のバリアを壊してしまうので、適度に洗いましょう。体は1日1回、顔は1日2回、ぬるめのお湯でやさしく洗います。夏場は汗をかいたらシャワーで洗い流すのもよいでしょう。保湿も忘れずに。

虫刺され

蚊、ダニ、蜂、毒蛾に刺されたら絶対にいじらない！

Check!!

- 刺された場所を触ったり、かいたりすると、かゆみや痛みが悪化する
- 汚れた手で触ることで、細菌感染のリスクが高まる
- いじることで炎症が広がり、症状が長引く場合も

おうちでできるセルフケア

- 虫に刺された場所を流水でやさしく洗い、清潔にして、虫刺されやステロイドの市販薬を塗りましょう。
- 冷たいタオルや保冷剤で患部を冷やし、かゆみや腫れを軽減させましょう。

こんな症状ならクリニックへ

市販薬でかゆみがとれない場合は、受診をお勧めします。熱が出たり、刺された場所がジュクジュクしてくる場合も受診してください。

虫刺されを触ったり、かいたりすると、かゆみが悪化しますし、かいたところに傷ができて、そこから細菌に感染するリスクも高まります。極力触らず、適切な応急処置をして様子を見ましょう。改善しなければ病院を受診してください。

多くの虫で共通する応急処置は、刺されたところを流水で洗い、保冷剤などで冷やすこと。これでかゆみや腫れが軽減します。蚊の場合は、市販薬を塗って様子を見ます。かかなければ、かゆみや腫れは間もなくおさまります。刺されるたびに熱が出る、1週間以上もジュクジュクするという場合は、蚊アレルギーの可能性もあります。よく「何の虫ですか？」と聞かれますが、特別な虫を除いて、虫によって治療はさほど変わりません（147ページ参照）。**蜂に刺されて息苦しくなったり、全身に赤みが出たりした場合は速やかに救急車を呼んでください。アナフィラキシーショックといって、命に関わります。**刺されてから30分以内に起こることがほとんどですが、まれに30分以上たってから起こることもあるため、刺されてから2時間は誰かといるようにしてください。

とびひ

とびひは立派な感染症！うつるので絶対に触らない

Check!!

- ☑ とびひは感染力の強い皮膚の表面の細菌感染症
- ☑ 触ることによってうつっていく
- ☑ 小さい子どもに多いが、大人にもうつることがある

おうちでできるセルフケア

●ぬるま湯と石けんで洗い清潔を保ちましょう。

●ガーゼやばんそうこうで覆い、手で触れて感染するのを防ぎましょう。

●タオルや衣服の共用は避けましょう。

こんな症状ならクリニックへ

かゆみや痛みが強く、感染が広がり続ける場合や発熱がある場合は病院へ行きましょう。

とびひは、黄色ブドウ球菌や溶連菌《ようれんきん》（連鎖球菌）などの細菌が皮膚に感染して起こる皮膚の病気です。皮膚に小さな水ぶくれができる水疱性膿痂疹《すいほうせいのうかしん》と、皮膚の表面がただれる痂皮性膿痂疹《かひせいのうかしん》の2つがあり、ほかの皮膚トラブルと見分けがつきにくい場合もあります。主に子どもがかかります。水疱ができたり、最初は小さな範囲だったのが、どんどん広がっていったりという特徴があります。**かゆみの強い場合があるのでついかきたくなりますが、かいたり触ったりすることで、患部の細菌が指や手について感染を広げてしまう可能性があります。**また、感染力が強いので、他人にもうつしてしまうおそれがあります。ですから、とびひは触ってはいけないのです。

とびひを広げないためには患部を清潔に保ちましょう。石けんを使ってぬるま湯でやさしく洗い、よく水気を拭きます。小さい子どもは触ってしまうので清潔なガーゼやばんそうこうで患部を覆い、触ったりかいたりして感染を広げるのを防ぎましょう。タオルや衣類は共用せず、こまめに洗濯してください。

じんましん

じんましんを塗り薬だけで治そうとしない

Check!!

- ☑ じんましんは皮膚の表面ではなく体内の病気なので、塗り薬でかゆみを抑えるだけでは効果が限定的
- ☑ 抗ヒスタミン剤や抗アレルギー剤、ステロイド剤の内服が効果的
- ☑ アレルゲンを除去すると改善するが、アレルギーの原因がわからないことのほうが圧倒的に多い

おうちでできるセルフケア

- 冷やして悪化しなければ冷やしましょう（一部、冷やして悪化するじんましんがあります）。
- 市販の抗ヒスタミン薬を内服してみましょう。

こんな症状ならクリニックへ

市販の抗ヒスタミン薬を内服してもおさまらない、数日以上続いているという場合はクリニックを受診しましょう。

じんましんは、皮膚にかゆみを伴う赤い発疹ができるアレルギー反応の1つです。最大の特徴は、発疹が出たり消えたりすることです。虫刺されのような、ぷくっとしたかゆみを伴う赤い発疹が出て、数時間以内に消えてしまいます。そのため、診察に来たときには皮膚には何もないことも多いです。

風邪を引くなど体調が悪いときにできることが多く、食物、薬物、花粉、動物の毛などに対するアレルギーの場合もあります。温度の変化や運動によって出る場合もあり、原因の特定が難しいのが特徴です。**じんましんは皮膚だけでなく、全身で起こるアレルギー反応なので、体内からアレルギー反応を抑える必要があります。そのため、局所的な効果しかない塗り薬ではなく、飲み薬が有効です。**治療薬としては、かゆみを抑える抗ヒスタミン薬（内服薬）が第一の選択になります。市販の抗ヒスタミン薬でおさまらない場合は、じんましんではない可能性もありますので受診しましょう。重症のじんましんには炎症を抑える強い飲み薬（ステロイド薬など）を使用する場合があります。

日焼け

皮膚は直射日光にさらさない。シミ、しわ、たるみなどの原因に

Check!!

- 紫外線による皮膚へのダメージが光《ひかり》老化《ろうか》を促進する
- 紫外線は皮膚のバリア機能を低下させてしまう
- 長期的に紫外線を浴びると皮膚がんなど健康へのリスクが高くなる

おうちでできるセルフケア

- 外出するときは日焼け止めを塗り、日傘や帽子で紫外線から皮膚を守りましょう。
- 日焼けしてしまったら冷やして保湿しましょう。
- 水疱はなく、赤みのみがある場合は冷やして市販のステロイド薬を塗ってください。

こんな症状ならクリニックへ

日焼けが広範にわたる、皮膚に赤みや痛みがある、水疱や発熱、倦怠感《けんたいかん》、頭痛、吐き気などがある場合は速やかに受診してください。

紫外線は美容の大敵です。**肌の弾力を保つコラーゲンやエラスチンにダメージを与え、しわやたるみ、シミなどの原因になります。これを「光老化」と呼び、紫外線を浴びない人よりも早く肌の老化が進む要因になります。**また、日焼けによって肌が赤くなり、ひりひりとした痛みやかゆみが生じると、肌のバリア機能が低下し、乾燥や炎症を引き起こしやすくなります。

過度の日焼けは肌の免疫細胞にも影響を与え、炎症が回復しにくくなりますし、紫外線はDNAに損傷を与えるため、皮膚がんの発生リスクが高まります。

毎年夏になると顔や体、手足が真っ赤になって受診される患者さんが必ず来られます。そのときに、「これはやけどと同じですよ」と説明すると、皆さんハッとした顔をされます。日焼けした部位は、冷やしてローションや乳液で保湿してください。外出時は日焼け止めを使用し、帽子、日傘などで紫外線を極力浴びないようにしましょう。また、紫外線の強い時間帯（10時～14時ごろ）の外出を避けることも重要な対策です。

水虫

水虫には市販薬を使わない

Check!!

- ☑ 水虫薬でかぶれを起こす場合がある
- ☑ 本当に水虫かどうかは検査をしないとわからない
- ☑ 市販薬を使っていると、正確な診断ができなくなる

おうちでできるセルフケア

- 毎日足を洗い、しっかり乾かしましょう。
- 靴下を履くときは足を乾かしてから。
- 浴室マットやタオルはほかの人と共用しないようにしましょう。

こんな症状ならクリニックへ

水虫かどうかは、専門医でも見ただけではわかりません。水虫が疑われる場合は受診してください。簡単な検査でわかります。

水虫は、白癬菌が足に感染して起こり、正式には「足白癬《あしはくせん》」といいます。「水虫になったので薬をください」とクリニックに来る方が多いのですが、足の皮むけ＝水虫ではありません。蒸れるだけでも足の皮はむけますし、足指の汗腺の湿疹（汗疱《かんぽう》）で皮むけになることもあります。症状が悪くなってから来られる方も多いのですが、そのうちかなりの割合の人が「水虫の市販薬を使ってもよくならない。むしろ悪化した」といわれます。この場合、市販薬によるかぶれか、実は水虫ではなかったという可能性もあります。

水虫は、専門医でも肉眼で見ただけで診断をするのが難しく、皮膚の一部をほんの少し削り取って、顕微鏡で真菌検査をする必要があります。その際、**市販薬を使用していると白癬菌が抑えられるため、正確な診断ができません。ですから市販薬は使わないでほしいのです。**市販薬を塗っていた患者さんは、しばらく薬をやめてから再検査になりますから、それだけ治療に取り掛かるのが遅れます。検査は簡単で数分で終わり、料金も保険適用なので安く済みます。

深爪

深爪は感染症のもと、爪の角は丸く切らない

Check!!

- 深爪をして爪の下の皮膚（爪床《そうしょう》）が露出すると、感染のリスクが高まる
- 深爪は巻き爪や陥入爪《かんにゅうそう》の原因になることも
- 爪はお風呂で柔らかくしてから、白いところを1～2㎜残して切るのがポイント

おうちでできるセルフケア

●爪の角は丸くせず、まっすぐ切ります。切った断面はやすりで整えましょう。

●爪専用のオイルやクリームで保湿しましょう。

こんな症状ならクリニックへ

爪が皮膚に食い込み、炎症を起こしている場合は陥入爪の疑いが。触らなくても痛い場合は、速やかに病院で診てもらいましょう。

深爪とは、爪の切りすぎで爪床（爪の下の皮下組織）が出てしまっている状態のことです。**爪床が露出すると皮膚が傷つきやすくなり、細菌や真菌（カビ）に感染するリスクが高まります。また深爪は、巻き爪や陥入爪の原因になります。**

巻き爪は爪が曲がって丸くなる状態で、陥入爪とは爪が周囲の皮膚に食い込んで腫れて炎症を起こし、痛みや熱を持った状態です。触らなくても痛みがあれば、ばい菌による二次感染が考えられます。悪化すると、痛みで歩行が困難になるなど、日常生活に支障をきたし、治療のために入院が必要となる場合もあります。

深爪の予防には、正しい爪の切り方が肝心です。ポイントは次の3つ。①爪はお風呂などで柔らかくしてから切ります。硬いまま切ると割れることがあります。②爪の白い部分を1～2㎜残して切ります。③爪の角を丸くせず、まっすぐに切ります。深爪によるトラブルが多いのが足の親指です。足の親指は体重を支えるのにとても重要ですから、とくに親指の爪の角は切らないようにしましょう。

魚の目・タコ

魚の目・タコができたらヒールを履かない

Check!!

- 足の同じところに何度も圧力や摩擦がかかることで、皮膚が厚くなって魚の目やタコができてしまう
- 自分に合った靴を選ぶことが魚の目・タコ予防のポイント

おうちでできるセルフケア

- やすりやスクラブで厚くなった角質を削り取ります。
- 市販の薬剤で角質を柔らかくすることで痛みを軽減できます。
- 保護パッドやインソールで痛みを軽減できます。

こんな症状ならクリニックへ

セルフケアでも改善しない、歩くたびに強い痛みがある場合や、膿が出るなどの二次感染が疑われるときは病院へ。

魚の目やタコは、長時間の立ち仕事や歩行によって、足の同じ部位に何度も圧力や摩擦がかかることで皮膚が厚くなって生じる症状です。正式には魚の目は「鶏眼《けいがん》」、タコは「胼胝《べんち》」といいます。なぜ皮膚が厚くなるのかというと、体が自己防衛反応として皮膚を硬くし、内部の組織を守ろうとするためです。

ハイヒールやつま先が細い靴など、足の前の部分に強い圧力がかかりやすい靴を履いていると、魚の目やタコの原因になります。また、大きすぎる靴も、靴がずれないように足が踏ん張ろうとして力が入るため、魚の目やタコができやすくなります。**つまり、大きすぎず、小さすぎずの靴がよいということです。**

自分で治療する場合は、市販のやすりやスクラブで角質を削る方法や、市販の薬剤で硬くなった角質を柔らかくする方法があります。靴が魚の目やタコに当たって痛い場合は、保護パッドで直接靴に当たらないようにしたり、インソールで摩擦や圧力を分散させたりすると、痛みを軽減できます。靴屋さんで、自分の足の形に合ったインソールを作ってもらうとよいでしょう。

やけど①
水ぶくれができたらつぶしてはいけない

Check!!

- ☑ 水ぶくれには皮膚の保護機能があり、感染から皮膚を守ってくれているため、破ると感染リスクが高まる
- ☑ 水ぶくれをつぶすと傷の回復が遅れ、痕が残る場合もある

おうちでできるセルフケア

- 流水で十分に冷やします。消毒液は不要です。当たってこすれる部位の場合は清潔なガーゼで保護します。
- 市販のやけど用軟膏を塗ってもいいでしょう。

こんな症状ならクリニックへ

水ぶくれが破れてジュクジュクしている、痛みが強い、湯たんぽやストーブによる低温やけどの場合は、病院を受診してください。

やけどの水ぶくれは、皮膚が熱によって損傷を受けたときにできるものです。**水ぶくれの中の液体は、感染を防ぎ、皮膚の下の組織を保護し、傷を治す作用があります。**水ぶくれは傷が治るにつれて皮膚に吸収されていくので、無理につぶす必要はありません。むしろ、つぶすことによって、皮膚を保護できなくなり、細菌が侵入しやすくなって感染リスクが高まります。

つぶしてよいのは、水ぶくれが原因で痛みがある場合と、明らかにすぐつぶれてしまう場合です。しかし自己判断は難しいので、つぶしたい場合はクリニックで医師に相談しましょう。感染リスクの低減にもなります。

やけどの際の応急処置としては、冷たい流水（15〜25度）で10分から30分くらい冷やしてください。痛みや腫れを抑え、やけどによるダメージが皮膚の深部に広がることを防ぎます。**氷水は皮膚への刺激が強すぎるので避けましょう。**消毒液を使用するのは、明らかにばい菌の感染が確認できた場合のみです。

低温やけどの場合は、次ページを参照してください。

やけど②

熱い湯たんぽで寝てはいけない

Check!!

- ☑ 就寝時に湯たんぽを使うと低温やけどの原因に
- ☑ 低温やけどはすぐに症状が現れず、気づいたときには皮膚の深い部分まで損傷していることがある
- ☑ 低温やけどは普通のやけどより治りにくく、ひどい場合は皮膚が壊《え》死《し》することも

おうちでできるセルフケア

- 湯たんぽは布カバーをして直接肌に触れないようにしましょう。ぬるめの温度で使用するといいでしょう。
- 湯たんぽは布団を温めるために使用し、寝るときには外してもいいでしょう。

こんな症状ならクリニックへ

湯たんぽが当たっていた部位に変色や水ぶくれがある、痛みが続くといった場合はすぐに病院で診てもらってください。

最近、節電志向の高まりで、昔ながらの湯たんぽが見直されています。しかし、注意してほしいことがあります。それは、低温やけどです。湯たんぽは、表面温度がそれほど高くないため「これでやけどするの？」と思うかもしれませんが、じわじわと熱が皮膚に伝わり、気づかないうちに皮膚がやけどしてしまうのです。**低温やけどは、通常のやけどよりも深い部分にまで皮膚の損傷が及ぶことがあり、痛みに気づいたときには症状が進行している場合があります。**

当院にも、冬になると湯たんぽを使用してやけどをしたという患者さんがよく来られます。長時間熱に当たっていた部分が赤くなったり硬くなったりして、黒くなって壊死が起こることもあります。深部の損傷が大きいため普通のやけどよりも治りが遅く、痕が残ることが多いです。若い女性で足のすねに痕ができてしまった人をたくさん診てきましたが、場所的にかなり目立ち、非常に気の毒です。湯たんぽは温度をぬるめにして布カバーに入れ、直接皮膚に触れないようにしましょう。

マスク肌荒れ

湿疹やかぶれが出たら放置しない

Check!!

- ☑ 長時間マスクをすると、摩擦や蒸れによってさまざまな皮膚トラブルを引き起こす
- ☑ マスク内の皮膚は、バリア機能が低下し、外部からの刺激に対して敏感に
- ☑ 放置すると皮膚トラブルが慢性化することも

おうちでできるセルフケア

- 肌にやさしいマスクを選び、こまめに清潔なマスクと取り換えましょう。
- 皮膚バリア機能が低下するので、しっかり保湿をしましょう。

こんな症状ならクリニックへ

湿疹やかぶれが広がって強いかゆみや痛みがある、ニキビや湿疹が化膿している場合はすぐに病院を受診しましょう。

マスクによる肌荒れはコロナ禍に急増しました。長時間マスクを着用することで、さまざまな皮膚トラブルが起こりやすくなります。まず、肌とマスクが摩擦することで、角質層を傷つけバリア機能を低下させます。これによって肌が乾燥しやすくなったり、刺激を受けやすくなったり、赤みやかゆみが生じやすくなったりします。また、呼吸や汗でマスク内が蒸れると細菌が増え、皮膚の炎症やニキビが発生しやすくなります。マスクのゴムで耳がかぶれる方もいます。

これらのトラブルを放置したままマスクを着用し続けると、皮膚が敏感になり、接触性皮膚炎やアレルギー性皮膚炎にかかりやすくなるほか、湿疹やニキビが慢性化しやすくなることもあります。マスクと上手に付き合うためには、肌にやさしい素材の自分に合ったマスクを選ぶこと、マスクをこまめに取り換えること、しっかり保湿することが大事です。肌によいのは綿マスクですが、感染防止面では不織布マスクのほうが優れていますので、ガーゼマスクに不織布マスクを重ねるなど、工夫してみてください。きつすぎるマスクも避けましょう。

しもやけ①

しもやけは急に温めない

Check!!

- ☑ 寒いところから暖かい場所に入ると血液が急に流れ込み、血管が炎症を起こす
- ☑ しもやけを急に温めると血流が急激に増え、炎症が悪化する
- ☑ しもやけは血行をよくすることで予防できる

おうちでできるセルフケア

- ぬるめのお湯でゆっくり温めましょう。
- マッサージで血行をよくし、保湿しましょう。
- ビタミンEを積極的にとりましょう。

こんな症状ならクリニックへ

化膿や出血がある、症状が重い、なかなか治らないときや、毎年繰り返す場合はクリニックで診てもらいましょう。

しもやけは、寒い環境に長くいると皮膚の血流が悪くなり、血管が収縮することが原因で起こります。その後、暖かい場所に入ると滞っていた血液が急に流れ込むため、血管が炎症を起こし、しもやけの症状になります。とくに手足など、体の末端部分が発症しやすい部位です。

外から帰宅して、しもやけの手が冷たいからといって、いきなり熱いお湯に手をつけたりすると、血管に一気に血流が流れ込み、炎症を悪化させてしまう可能性があります。急激に温めるのではなく、ぬるめのお湯（38～40度程度）につけてゆっくり温めてください。急激な温度変化はよくありません。血行をよくするために軽くマッサージをしてもいいでしょう。しもやけの部分は乾燥したりひび割れたりしやすいので、保湿をして皮膚のバリア機能を高めましょう。

予防としては、手足の保温や、ナッツ類、アボカド、ほうれん草など、血行をよくするビタミンEが含まれた食品を積極的にとると効果的です。症状が長引いたり、化膿していたりする場合は病院で診てもらってください。

しもやけ②

夏のしもやけは放置厳禁！ 5月以降にできたら膠原病の可能性も

Check!!

- 夏にしもやけができたら膠原病の可能性がある
- 冷えによるしもやけは、血行をよくすることで改善する

おうちでできるセルフケア

- 手指を温め、マッサージをしましょう。
- 耳や鼻の頭も、耳当てやマスクなどを着用して保温してください。

こんな症状ならクリニックへ

5月以降までしもやけの症状が続く場合は、ほかの病気の可能性があります。必ず病院を受診してください。

しもやけは寒い季節にできるものですが、**もし5月以降にもできるようなら、膠原病《こうげんびょう》の可能性があります**。当院でも、冬場にしもやけと診断した患者さんには「5月以降にしもやけの症状がよくならなければ必ず来院してください」というようにしています。

膠原病とは、免疫系が異常をきたして自分の体の組織を攻撃することによって起こるさまざまな疾患の総称です。膠原病には全身性エリテマトーデス（SLE）、シェーグレン症候群、強皮症《きょうひしょう》、皮膚筋炎などがあり、関節や内臓、皮膚など、体のさまざまな部分に影響を与えます。

夏のしもやけに関係している膠原病は、全身性エリテマトーデス（SLE）、シェーグレン症候群、強皮症が考えられます。これらは、免疫系が血管を攻撃し、血行障害や末端の血流不足を起こすため、しもやけの症状が出やすくなるのです。膠原病は、皮膚病変や血液検査・全身状態を総合して診断します。膠原病だと診断された場合には、抗炎症薬や免疫抑制剤による治療を行います。

妊娠中のかゆみ

かゆみの強い湿疹が出たら放っておかない

Check!!

- ☑ 妊娠中にできるかゆみが強いぼつぼつは、妊娠性痒疹《ようしん》の可能性がある
- ☑ 妊婦特有の皮膚疾患で、出産後は徐々に治る
- ☑ 赤ちゃんにはうつらない
- ☑ 妊婦にも安全な塗り薬や飲み薬がある

おうちでできるセルフケア

- 肌を清潔に保ち、低刺激のスキンケア剤で肌を保湿しましょう。
- 通気性がよく、肌に刺激の少ない衣服を身につけましょう。
- かゆいときは冷たいタオルや保冷剤で患部を冷やし、かゆみをやわらげて。

こんな症状ならクリニックへ

発疹が全身に広がっている、がまんできないかゆみがある、かゆみで寝不足になってしまう場合はすぐに病院で診てもらいましょう。

妊娠性痒疹は、妊娠中にかゆみを伴う発疹が皮膚に現れる皮膚疾患で、ホルモンバランスの変化や免疫系の影響が原因と考えられています。多くの場合、妊娠中期ごろに現れ、主におなかや手足、胸などに赤い発疹が出て、強いかゆみを伴います。2人目以降の妊娠でかかることが多いですが、1人目でなる人もいます。**「生まれてくる赤ちゃんにうつるのでは」と心配する方もいますが、その心配はありません。妊娠性痒疹は、出産をすれば徐々に治っていきます。**

治療薬としては、塗り薬でステロイド薬、飲み薬でかゆみを抑える抗ヒスタミン薬を処方します。妊娠中に薬を使用することを気にされる方も多いですが、心配はいりません。以前診察した患者さんで、「かゆくて寝られないのです。薬を使いたくなくてもがまんしていましたが、もう限界です」とつらそうに話してくれた方がいました。妊娠中でも使える安全性の高い薬がありますので、ぜひがまんせず医師に相談してください。

乾燥があるなら、保湿もかゆみの軽減に効果的です。

陰部

恥ずかしいからと診察をためらわない。陰部は蒸れやすく、湿疹や水虫の温床に

Check!!

- 陰部の皮膚病があれば早めに、正直に医師に伝える
- 陰部は蒸れやすく、不潔にもなりやすいため、湿疹や水虫ができやすい
- できものがあれば皮膚がんの可能性も

おうちでできるセルフケア

- 陰部がかゆい場合は、デリケート部位専用の市販薬を使用してください。
- 肌を清潔に保ち、石けんを泡立てて手でやさしくなでるように洗いましょう。
- 水虫は陰部にもうつります。水虫の市販薬を使っていた場合は、1週間ほど水虫の薬をやめてから受診してください。

こんな症状ならクリニックへ

市販薬でも改善しない、痛みがある、皮膚がえぐれてジュクジュクする、以前より患部が大きくなっている場合は病院を受診しましょう。

陰部は蒸れたりこすれたり、不潔になりやすい部位なので、慢性の湿疹や陰部白癬といって、水虫が感染してしまうことがあります。「陰部に水虫が感染するの？」と驚かれることがありますが、水虫は体のどこでも感染します。

水疱が繰り返しできる場合は、陰部ヘルペスというウイルス感染症の可能性があります。毛ジラミの可能性もあります。皮膚がえぐれてくると、梅毒や膠原病の一種のベーチェット病も考えられます。また、BOWEN《ボーエン》病や乳房外Paget《パジェット》病などの皮膚がんができやすい場所でもあります。このように陰部は皮膚トラブルが多い場所ですが、異性の医師に見せるのはとても恥ずかしいですよね。ですが**トラブルがある場合は、必ず診察を受けてほしいのです。**ある皮膚疾患で長く診ていた高齢の女性の患者さんから、「恥ずかしくていえなかったのですが、昔から陰部にあるできものが大きくなってきて……」と相談されたことがありました。ひと目で皮膚がんとわかったため、すぐに大学病院を紹介しました。いいにくい場合は、同性の医師に相談するのもよいと思います。

性病

診察する医師に隠さない。症状だけで診断するのは難しいため問診が大切

Check!!

- ☑ 性病の可能性があれば早めに、正直に医師に伝える
- ☑ 病名の特定が遅れると治療も遅れ、治るまでに時間がかかってしまう
- ☑ 治療が遅れると後遺症が出ることも

おうちでできるセルフケア

- 市販薬では梅毒トレポネーマを完全に除去できず、体の中で増殖し続けます。
- セルフケアで梅毒は治りません。

こんな症状ならクリニックへ

風俗などを利用して体に発疹が出るようになったという場合は、なるべく早く血液検査をして、診断を受けましょう。

梅毒は、皮膚の症状だけで診断をするのは難しく、正確な診断には血液検査が必要です。あるとき、来院された患者さんに梅毒が疑われたのですが、「梅毒にかかるようなことはしていないから、血液検査の必要はない」と、かたくなに検査を拒んでいました。ところが、いつまでたってもよくならないので検査をすると、陽性だと判明したのです。もっと早く正直に事情を説明してくれれば、初期のうちに治療できたのに……と残念に思った経験があります。

梅毒は、梅毒トレポネーマという細菌によって引き起こされる性感染症です。**最初は皮膚に潰瘍ができますが自然に治ります。しかし、菌は体内に残って増殖を続け、そのうち全身に発疹が出るようになります。**やがてリンパ節の腫れや発熱、セキなどの症状が出ます。さらに進行すると、心臓や脳神経系、骨にも深刻な障害を引き起こし、命に関わることもあります。いいにくいのはよくわかりますが、梅毒は人にもうつしてしまうおそろしい病気です。自分だけではなく人に迷惑をかけてしまいますから、診察のときには正直にいってください。

金属アレルギー

アレルギーがあるからといってインプラントをあきらめない

Check!!

- 金属アレルギーは原因金属に接触することで発症する
- インプラントに使われる金属は、アレルギー反応を起こしにくいチタンが中心
- 心配な人は、セラミックインプラントを使うと安心

おうちでできるセルフケア

●原因金属がわかったら、それを避けるように気をつけましょう。

●金属アレルギーでもすべての金属がダメなわけではありません。インプラントをつける前に歯科医に相談しましょう。

こんな症状ならクリニックへ

口内炎を繰り返す、口の中に白い発疹が出る、手足の汗腺に湿疹が出る場合は医師に相談してください。

金属アレルギーは、アレルゲンとなる金属と接触することで発症します。症状としてはかゆみや発疹、炎症などがあり、まれにアナフィラキシーショックを起こす場合もあります。アレルゲンとなりやすい金属には、ニッケル、コバルト、クロム、パラジウム、金などがあります。アレルギーにならないためには、アレルゲンに触れないことが一番なのですが、これらの金属は、ネックレスなどのアクセサリー、時計、メガネ、衣服のファスナーなど日常生活で幅広く使われているので、なかなか避けることが難しいのが現状です。

インプラントには、チタンやチタン合金、ステンレス鋼などアレルギー反応を起こしにくい金属が使われていますが、まれにアレルギー反応が出ることがあります。インプラントを使用する際は、事前に歯科医とよく相談しましょう。

不安な場合は、セラミック（ジルコニア）インプラントを検討しましょう。強度もあり、金属を使用しないためアレルギーの心配がありません。金属アレルギーがあるからといって、インプラントをあきらめる必要はありません。

シイタケアレルギー

生焼けのシイタケを食べてはいけない

Check!!

- 生シイタケには含まれる「レンチナン」がアレルギーの原因になる
- レンチナンは熱に弱いのでシイタケはしっかり加熱して調理
- たいていは1週間程度で自然治癒する

おうちでできるセルフケア

●シイタケは生食せず、70度以上でしっかり加熱しましょう。

●市販のかゆみ止めやステロイド剤の塗り薬で応急手当をしましょう。

こんな症状ならクリニックへ

症状が広範囲に及ぶ、かゆみがひどい、1週間たってもよくならない、発熱を伴うといった場合は病院で診てもらいましょう。

「体がとてもかゆくて」という患者さんが来られ、診察すると背中にかき傷がたくさんありました。「生焼けのシイタケを食べましたか？」と聞くと、「バーベキューのときに食べたシイタケが生焼けだったかも……。先生、何でわかるんですか⁉」と驚いていましたが、これはシイタケ皮膚炎という皮膚疾患です。

生や生焼けのシイタケを食べると、シイタケ皮膚炎になる可能性があるのです。

シイタケには「レンチナン」という成分が含まれていて、これが皮膚にアレルギー反応を引き起こします。**レンチナンは熱に弱いので、70度以上の熱でよく加熱すれば大丈夫です。**さほど心配する必要はありません。

シイタケ皮膚炎は、食べてから数時間〜数日後に、背中や手足にムチでたたいたような赤い線状の発疹ができるのが特徴で、かゆみを伴います。たいていの場合は、数日から1週間程度で自然に治ります。

かゆみがひどい場合は、冷たいタオルで冷やします。抗ヒスタミン薬（かゆみ止め）を服用してもいいでしょう。

薬剤アレルギー

調べてもいないのに薬剤アレルギーがあるといわない

Check!!

- ☑ 薬を飲んだ後に発疹が出ても、薬のアレルギー（薬疹《やくしん》）とは限らない
- ☑ 薬疹ではないのに薬疹だと思い込んでしまうと、治療の選択肢を狭めてしまう
- ☑ 薬剤アレルギーがあるかは、血液検査などで調べる必要がある

おうちでできるセルフケア

- 明らかに薬がアレルギーの原因なら、その薬の服用はやめましょう。
- 薬の服用後、発疹などが出た場合は、薬の名前、飲んだ日時を記録しておき、医療機関に相談しましょう。

こんな症状ならクリニックへ

全身に皮疹が出てしまった場合はもちろん、薬疹を疑う場合は、病院を受診しましょう。重症の薬疹は入院治療が必要になります。

患者さんに内服薬を処方する際に「薬のアレルギー（薬疹）はありますか？」と聞くと、たまに「あります」と答える患者さんがいます。

ところがほとんどの方は、「調べたことはありますか？」と聞くと、「ない」といいます。

過去に薬を飲んで発疹が出た経験から「薬疹があります」と答えるのだと思いますが、実は薬疹だと思っていたら、原因は薬以外のこともあります。

たとえば風邪のほとんどはウイルスの感染症ですが、ウイルス感染症は発疹が出ることがあります。

まず体調が悪くなり、体調がやや落ち着いてきて最後に発疹が出て治るというタイプの風邪の場合、体調が悪くなった時点で市販の風邪薬や内科で処方された薬を飲むため、発疹が出たときに薬疹だと思ってしまうのです。とくに小児はこのパターンが多いです。

風邪のときに処方される薬は、抗生剤と解熱鎮痛剤が多いので、もしこれで薬疹が出るとなると、**今後の長い人生で、抗生剤と解熱鎮痛剤が内服できなくなってしまいますし、処方する側の医師も治療の選択肢が大幅に制限されてしまいます。**

ですから、調べていないのなら、「薬疹がある」と答えるのではなく、「以前、薬疹の可能性があるといわれましたが、調べてはいません」というように、正しく伝えていただきたいと思います。

ほかにはピロリ菌を除去するための抗生剤を服用して発疹が出る人がいますが、それは薬疹ではなく、ピロリ菌の死骸にアレルギー反応を起こしたケースがかなり多いです。

薬疹の検査は、血液検査や入院してもらわないとできない検査もあります。一度医師にご相談ください。

第四章

こんなときどうする？皮膚の悩み相談Q&A

Q 若いときに比べて肌が乾燥しやすくなりました

加齢によって、皮膚にはさまざまな変化が起こります。

まず、皮脂腺の働きが低下し皮脂分泌が減少します。皮脂は肌の表面を覆い、皮膚から水分が蒸発するのを防いでくれていますから、皮脂が減少するということは、皮膚の保水力が弱まり、乾燥しやすくなるということです。

2つ目は、皮膚の表層の角質層を満たしている天然保湿因子（NMF）やセラミドが減少します。それによって角質層の水分保持力が低下し、肌のうるおいが不足してしまうのです。

3つ目は、皮膚の真皮に張り巡らされているコラーゲンやエラスチンが減少します。これによって肌の弾力が失われ、しわやたるみが目立つようになります。また、肌が薄くなり、外部からの刺激や乾燥に対する抵抗力が弱まります。

これらの理由によって肌は乾燥しやすくなります。**加齢による乾燥は、日々のケアによって改善することができます。**

最も重要なケアは保湿です。水分保持に重要な役割を果たす「セラミド」を配合する化粧品や乳液、クリームを使うと皮膚の保湿力を補うことができます。また、ヒアルロン酸やグリセリンを含む保湿剤も、水分を保持する効果が高く、お勧めです。

保湿剤は、化粧水↓乳液の順で塗ってください。乾燥がひどい場合は、乳液の次にクリームを加えます。

加齢によってターンオーバーのサイクルが遅くなると、皮膚の表面に古い角質がたまりやすくなります。月に1回程度、ピーリングなどでやさしく角質を取り除くと、化粧水が浸透しやすくなります。

紫外線も肌の老化を加速させ、乾燥を促進しますので、日焼け止めを上手に使って防ぎましょう。

Q 赤ちゃんのおむつかぶれはどうしたらいいですか？

おむつが当たっているところが炎症を起こして、赤くなったり、ぶつぶつができたりしている状態がおむつかぶれです。ひどくなると、水疱《すいほう》ができて皮がむけ、ジュクジュクした状態になることもあります。

おむつかぶれは、主に次の3つの理由で起こります。

1つ目は、湿気と摩擦です。

おむつの中は蒸れやすく、またゴムの部分と皮膚が摩擦を起こしやすくなっています。この状態で長くいると皮膚のバリア機能が低下し、外部からの刺激を受けやすくなります。

2つ目は尿や便による刺激です。

尿や便には皮膚に刺激を与える成分が含まれていますから、長時間放置すると皮膚が刺激によって荒れやすくなります。下痢のときは、とくにおむつかぶれを起こしやすくなるので、排便したらなるべく早くおむつを替えてください。できればおしり拭きで拭くよりは、ぬるま湯で洗い流してあげてください。

3つ目は細菌や真菌の影響です。

蒸れたおむつの中で汚れた状態が続くと皮膚に細菌や真菌が繁殖しやすくなり、おむつかぶれを起こしやすくなります。

おむつかぶれを防ぐために、こまめにおむつを替え、尿や便は濡れたティッシュでやさしく拭き取り、皮膚を清潔に保ちましょう。

おむつ替えのときは、皮膚をしっかり乾かしてから新しいおむつを履かせます。しばらくおむつを外したままにして、通気性をよくする時間を増やしてもいいでしょう。

おむつかぶれができてしまった場合は、軽度であれば、ぬるま湯でやさしく洗ってタオルで水気を取った後、保湿クリームやワセリン、ベビーオイルなど

で保護します。清潔にし、保湿をしていれば1週間くらいでよくなります。改善せず悪化するようなら、医師に診《み》てもらってください。

おむつかぶれは、成長しておむつをしなくなれば治ります。おおらかな気持ちで見ていきましょう。

Q 最近、肌荒れ気味ですが、化粧品のせいでしょうか？

一口に「肌荒れ」といっても症状は人それぞれです。そもそも「肌荒れ」は皮膚科の用語ではなく、定義もはっきりしていません。

健康的な肌が、血色がよく、うるおいがあってなめらかで、弾力やハリがある状態だとしたら、その逆の、うるおいがなく、カサカサしている、弾力やハリがない、さらには赤みやかゆみ、ぶつぶつやニキビがある、顔色がよくない（くすんでいる）などの状態が「肌荒れ」といえるでしょうか。

肌を健康に保つためには、二章で述べたように1日2回の洗顔と保湿で皮膚のバリア機能を整え、紫外線対策を行うことが最も重要です。

さらに、皮膚に栄養をいきわたらせるため、バランスのよい食事をとり、規則正しい生活をして十分な睡眠をとることも大事なポイントです。

基本的なケアをしっかりして、日常生活にも気をつけているのに肌が荒れ、使っている化粧品が疑わしいと思うのであれば、すぐに使用を中止しましょう。

そして成分を確認してみてください。アルコールや香料、防腐剤などには、アレルギーや肌荒れを引き起こしやすい成分が含まれている場合があります。

敏感肌用の化粧品は、皮膚の刺激になる可能性がある物質を極力使用せずに作られているので、試してみてもいいのではないでしょうか。

ただ、「万人によい」という製品は存在しません。人それぞれ体質も肌質も異なるので、「友だちが勧めているから」といって、それがあなたに合うとは限りません。

不安なら、パッチテストを行うのも1つの方法です。パッチテストとは、腕の内側などに化粧品をつけ、48時間そのままにして赤みやかゆみが出ないかをチェックする方法です。ちなみに、これはご自宅でもできる簡易な方法で、病院ではもっとしっかり検査をします。異常がないことを確認してから顔に使用するといいでしょう。自分に合う化粧品が見つかるといいですね。

Q 帯状疱疹は皮膚科に通えば治りますか？

三章で述べたように、帯状疱疹《たいじょうほうしん》は最初の3日が大事です。帯状疱疹はウイルスによる感染症ですので、抗ウイルス薬によって治療しますが、服用が早いほど効果が高いからです。

帯状疱疹は身体の片側に沿って、その名のとおり帯状に赤い発疹《ほっしん》や小さな水ぶくれが現れ、強い痛みを伴います。治療によってこれらの皮膚の症状は治りますが、帯状疱疹後神経痛という合併症を引き起こし、神経痛がのちのちまで残ることがあります。年齢が高いほど頻度は高くなり、80歳以上では30%以上というデータもあります。

帯状疱疹後神経痛は皮膚科でも治療を行いますが、通常の鎮痛剤が効きにくいので、専門の治療が必要になる場合もあります。たとえば、痛み専門外来(ペインクリニック)や神経内科などが、痛みの専門的な治療を行っています。

帯状疱疹は、水疱瘡《みずぼうそう》と同じ水痘《すいとう》・帯状疱疹ウイルスによって引き起こされる感染症ですから、多くの人は子どものころにかかっているか、予防接種を受けて、身体の中に抗体(外から身体内に侵入した異物を除去してくれるタンパク質)ができています。

しかし、年齢とともに抗体が少なくなるため、50歳を過ぎてから帯状疱疹になる人が多いのです。したがって、50歳以上の人を対象にワクチン接種が推奨されています。ワクチン接種によって帯状疱疹の発症を防いだり、発症しても重症化を防いだりしてくれます。

また、帯状疱疹は、免疫力の低下によって引き起こされることが多いので、栄養バランスのよい食事をとり、身体をよく休めることが大事です。診察のときには「『休みなさい』という身体のサインですよ」とお伝えしています。

帯状疱疹のウイルスは、感染力はそれほど強くありませんが、水ぶくれに触れることでウイルスがうつり、水疱瘡を発症することがあります。とくに、免疫力が弱っている高齢者や妊婦、小さな子どもは注意が必要です。

Q 虫刺されをかいて全身に湿疹が出てしまいました

虫に刺されてかゆくなるのは、虫の毒素や唾液に対するアレルギー反応が起こるからです。虫は、刺すときに毒素や唾液を皮膚内に注入します。身体はこれらの物質を「異物」だと認識します。すると免疫反応が起こり、ヒスタミンという化学物質を放出して異物を排除しようとします。これがアレルギー反応です。その過程で炎症やかゆみが生じるのです。アトピー性皮膚炎などアレルギー体質の人は、ヒスタミンが過剰に分泌され、かゆみが強くなることがあります。

また、同じ虫に何回も刺されると、免疫反応が過剰になることがあります。**虫に刺された部分をかいて全身に湿疹《しっしん》が出るのは、かき壊すことにより皮膚組織が崩壊し、皮膚のかけらなどのアレルゲンが血液に乗ってほかの部位に移動し、全身にアレルギー反応が出現してしまうからといわれています。**あるいは、かき傷から細菌が入り込み、とびひ（伝染性膿《のう》痂《か》疹《しん》：98ページ参照）が発生して感染が全身に広がってしまうこともあります。

湿疹をかいたりこすったりして皮膚が傷つき、炎症が悪化すると、「痒疹《ようしん》」になることがあります。痒疹は、皮膚に小さな赤い膨らみ（丘疹《きゅうしん》）が現れ、強いかゆみがあります。これは、「湿疹の成れの果て」といわれるくらい治療が難しい病気です。そうなる前に、早めに手当てをしましょう。

家庭でできることとしては、患部を冷やし、市販のかゆみ止め薬を塗る、飲み薬のかゆみ止め（抗ヒスタミン薬）を服用するなどが効果的です。患部が炎症を起こしている場合は、ステロイド配合の塗り薬を塗ってください。

市販薬でも改善しない場合や、かき壊して膿《うみ》が出ている、全身に湿疹が広がってしまったという場合は、迷わず医師に相談してください。呼吸困難や、顔、くちびるの腫《は》れなどがある場合はアナフィラキシーショックの可能性があり、緊急治療が必要です。速やかに病院にかかってください。

Q 虫に刺されましたが、何の虫でしょうか？

これは診察していると、よく聞かれる質問です。

そもそも皮膚に炎症を起こす虫にはどのような虫がいるでしょうか？

①刺すことによって皮膚炎を起こす虫

②血を吸うことによって皮膚炎を起こす虫

③触れることによって皮膚炎を起こす虫

①の代表的な虫は、蜂です。この場合は、たいていの方が「蜂に刺されました」といってくれるので診断がつきやすいです。前述したように、蜂はアナフィラキシーショックを起こすことがあるので、注意が必要です。

②の代表的な虫は、蚊やブユ、ネコノミ、トコジラミ、イエダニなどです。蚊はご存じのとおり、夏に多く、刺されると赤いぼつぼつができ、かゆみを引き起こします。

ブユも同じく、夏に露出した足などを刺されます。ブユはかゆみが激しく続くことが多く、赤いぼつぼつが長く続いて痒疹という病気になってしまうこともあります。

ネコノミは四肢に水ぶくれができるのが特徴的で、必ずしも猫を飼っていなくても、あぜ道や砂場などで刺されてしまうことがあります。ネコノミ自体は肉眼でも確認できますが、刺された翌日からかゆみが出るので、気づかないことが多いです。

トコジラミは最近再び流行してニュースにもなったので、ご存じの方も多いのではないでしょうか。

肌の露出部を中心に、一晩でかゆみのある赤いぼつぼつができます。ちなみに「トコジラミは刺し口が2カ所ありますよね？」という質問を受けることがありますが、吸血するための口器（昆虫の口）を刺し変えたときに、たまたま2カ所並んでいることがあるだけで、トコジラミの刺し口は必ず2カ所あるわけではありません。

イエダニはネズミなどを媒介とするダニで、股周囲や股間周囲に皮疹《ひしん》が出ます。

③の代表的な虫はチャドクガです。チャドクガは6月から10月ごろまでに発生し、触れると皮膚に細かいぼつぼつができます。この虫のおそろしいところは、幼虫の毒針毛が風に乗って飛んできて、皮膚に触れると皮膚炎ができてしまう

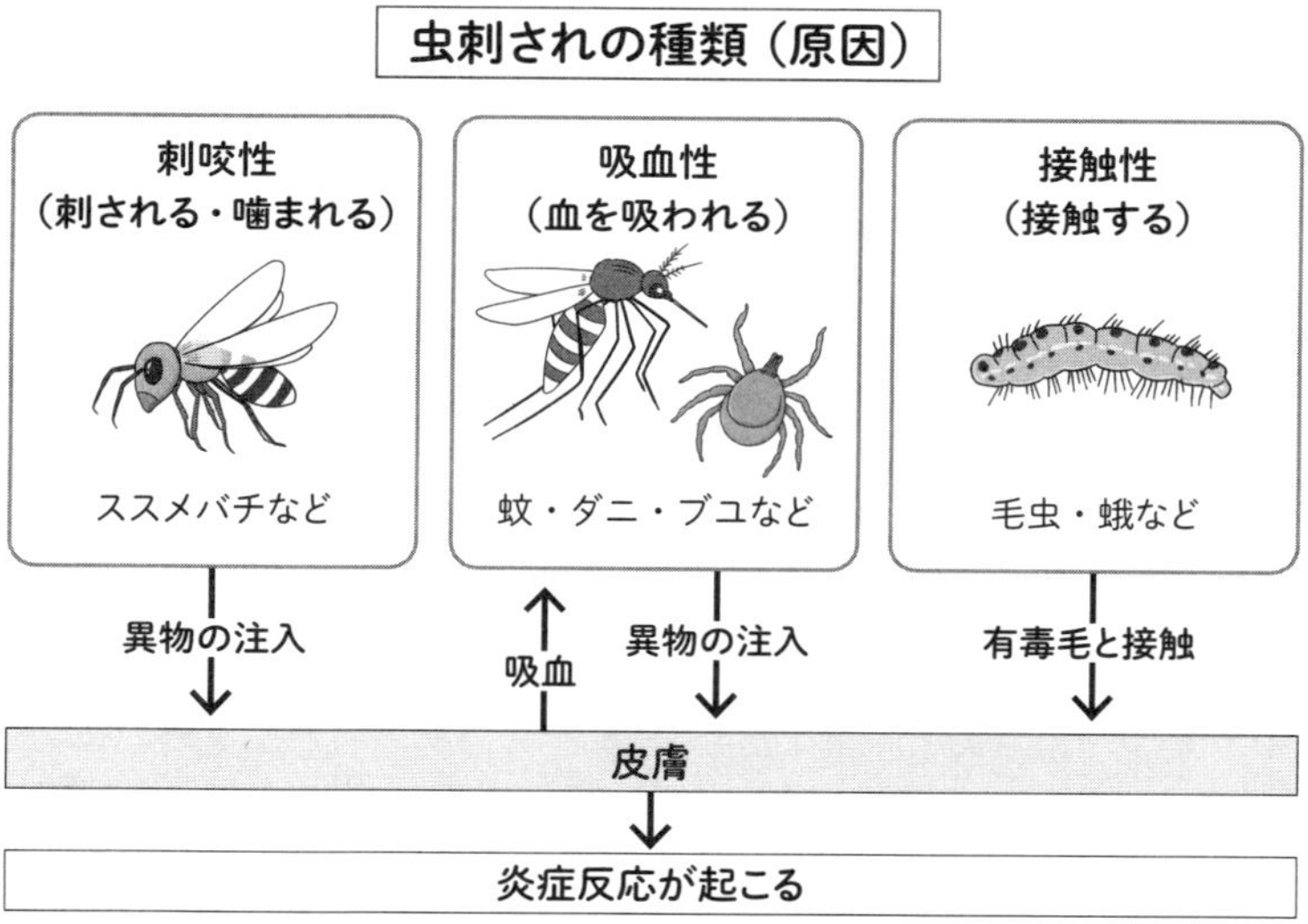

ところです。ですから、チャドクガに直接触れていなくても、皮膚炎になってしまうことがあります。

以上が皮膚炎を起こす有名な虫です。

ただ、三章でも述べたように、基本的にどんな虫に刺されたのであろうと、治療法は大きく変わりません。

何の虫に刺されたのか気になるのはよくわかりますが、刺されたところをかいたりいじったりしないことが一番大事です。

Q やけどをしたときの緊急対処法を教えてください

皮膚のやけどは、軽いものから重いものまで、程度はさまざまですが、広範囲に及べば命を落とすこともあります。

大人で身体の皮膚の面積の30％以上、子どもや高齢者で15％以上の場合は生命の危険がある「重症熱傷」として扱います。体表面の30％以上の熱傷は、40年前には「致命的」、20年前には「2人に1人の確率で死亡する」とさえいわれていました。

やけどの原因はやかんや鍋のお湯、天ぷら油、カップ麺などが多く報告されていますので、日常的に誰もが経験しうるトラブルの1つといえます。「料理中のやけどで命を落とすこともある」と重く受け止めてください。

やけどしたときの緊急対処法はたった1つ。

すぐに、冷たい水で冷やすことです。水道水でかまいませんので、冷たい水で10～15分間冷やします。

その後、氷で冷やす場合は必ずタオルで包んで患部に当ててください。氷を直接肌に当てると刺激が強すぎますし、氷が皮膚にくっついて皮膚がはがれてしまうことがあるからです。

やけどをした方の多くが気にするのは、やけどの痕《あと》が残ることです。やけどの痕が残ると、そう簡単には消えません。治療するのに時間も費用もかかってしまいます。

しかし、ただちに冷やし、炎症を抑える薬を塗ることによって、やけど痕が治る可能性は確実に高くなります。

服などを着用した状態でやけどしてしまった場合は、すぐに服やアクセサリーは外しましょう。

ただし、服が皮膚にくっついているときは、無理に脱がず、そのまま医療機関に行ってください。患部を刺激して悪化させないためです。

夜間にやけどを負ったときも、まず水で冷やして、やけどの範囲が広ければ病院の救急外来を受診してください。深いやけどは瘢痕化《はんこんか》してしまい、数十年後にまれにがん化することもあるので注意が必要です。

Q すり傷ができたらどうするのが一番いいですか？

すり傷は、傷口からばい菌が入らないように、まずは流水で丁寧に洗い流して汚れを落とします。水道水でかまいません。

傷がしみないのであれば、石けんを使って汚れを落としてください。

傷の状態にもよりますが、消毒液は使わないほうがいいでしょう。感染が確認された場合は消毒液を使用します。

洗ったら、清潔なガーゼ（傷にくっつきにくいものがお勧め）を当てます。

出血している場合は、ガーゼを当てた傷口の上から強く圧迫します。10分程度で血は止まります。血が止まったら、キズパワーパッドやケアリーヴなどのハイドロコロイド素材のばんそうこうで保護します。

ただし、血が止まらないような深い傷は縫ったほうがよいので、病院を受診してください。

ばんそうこうは、空気が入らないようにしっかりと密着させ、傷より大きめのものを貼るのがポイントです。ぎりぎりの大きさでは、すぐに吸収されなくなった滲出液《しんしゅつえき》が出てきてしまいます。

また、パットがしわにならないように丁寧に貼りましょう。

20年ほど前は、傷口は乾かして治すのが主流でしたが、いまは湿潤療法（モイストヒーリング）が一般的です。傷口を密閉して適度な湿潤環境を保つことで細胞の再生が促され、早く治ることがわかっています。傷から出る滲出液に、傷を再生する成分がたくさん含まれているからです。

ばんそうこうは、基本的にははがれるまで貼り続けてよいですが、はがれずきれいに貼りついていたとしても、3日ごとに取り替えてください。もしパッドが汚れたり、水が入ったりしてしまった場合は、3日といわず早めに交換します。

交換する場合は、必ず全部はがしてぬるま湯と石けんで傷をやさしく洗ってください。赤みが広がったり、膿が出ていたりするようなら感染症が疑われますので、早めに病院で診てもらってください。

一点注意が必要なのは、動物に噛まれた傷は深いうえに細菌が多く、感染しやすいため、ハイドロコロイド素材のばんそうこうは絶対に使用しないでください。

Q 水いぼはとったほうがいいのでしょうか?

水いぼは正式には「伝染性軟属腫《でんせんせいなんぞくしゅ》」といい、ポックスウイルス(軟属腫ウイルス)によって引き起こされる皮膚の感染症です。この病気は、皮膚に小さな膨らんだ丸いできものができますが、痛みもかゆみもありません。

皮膚のバリア機能が未熟な子どもがかかることが多いですが、大人でもまれにかかることがあります。

大人の場合は、性交渉によって性器周辺にできる性器伝染性軟属腫のことがあります。

1cmくらいの巨大な伝染性軟属腫ができる場合はHIV感染など、免疫力低下による感染の可能性があるため注意が必要です。

かいたり、水いぼをつぶしたりすると、自家感染して水いぼが広がるので、触らないようにしましょう。

通常は身体の中にウイルスに対する抗体ができ、数カ月から1年程度で自然に治ります。抗体をもっていない人が水いぼに触るとうつることがあります。

見た目が気になるので、とりたいという方は多いですが、自然に治るものなので、わざわざ痛い思いをしてとることはないと思います。

どうしてもとりたい場合でも、自分で無理にとらないでください。ばい菌が入って感染症を起こしたり、水いぼの内部の滲出液からウイルスが放出されて、水いぼが広がったりする場合があります。

病院で水いぼをとる場合は、水いぼ除去専用のピンセットでつまんでとる方法が一般的です。ほかには、液体窒素で冷凍凝固させてとる方法などがあります。

治療後は、患部が感染しないように清潔を保ちましょう。

水いぼは皮膚のバリア機能が低下したときにかかりやすいので、日ごろから皮膚を清潔に保ち、しっかり保湿をしましょう。また、感染者とタオルや衣服を共用しないことです。

免疫力が高い人はかかりにくいので、規則正しい食事、適度な運動、ストレスをためない生活を心がけ、免疫力を高めておくことも大切です。

Q 突然くちびるが腫れました。食べ物アレルギーでしょうか?

くちびるは皮膚がとても薄く、皮膚バリアがほかの皮膚に比べて弱いため乾燥しやすく、また外からの刺激によるダメージを非常に受けやすいところです。

突然くちびるが腫れることで考えられるのは、即時性アレルギー(アナフィラキシー)です。ナッツや果物、貝類などアレルゲンとなる食品を食べたり、抗生物質や鎮痛剤などの薬剤を摂取したりしたことで、アレルギー反応を起こしたと考えられます。

しばらくするとおさまることが多いですが、じんましんや呼吸困難、のどが腫れるなどの症状が出た場合は、アナフィラキシーショックの可能性があり、緊急の治療が必要です。

口紅やはみがき粉、化粧品、口腔ケア製品に含まれる成分がアレルゲンとなっ

て起こる接触性皮膚炎も、腫れの原因になりえます。

接触性皮膚炎は、アレルゲンを避けることが一番の対策です。普段使っているものと違う製品を使って急にくちびるが腫れたという場合は、その製品の使用を中止しましょう。

特殊なじんましんである血管性浮腫《ふしゅ》が原因で、くちびるが腫れることもあります。これは、皮膚の奥にある皮下の部分が膨張して、急な浮腫（腫れ）が生じる状態です。

アレルギー反応の一種ですが、ストレスや急激な温度変化などが原因になることもあります。

くちびるやその周辺に水疱（水ぶくれ）や腫れ、痛みがある場合は、口唇《こうしん》ヘルペスが考えられます。単純ヘルペスウイルス（ＨＳＶ）による感染症で、一度感染すると何度も再発することが多いです。通常は１週間くらいで水疱がかさぶたになり、自然に治ります。

急激な日焼けによって、くちびるが炎症を起こして腫れることもあります。よく冷やしてリップクリームで保湿しましょう。

また日ごろから、くちびる用の日焼け止めを使用し、紫外線を浴びないよう注意しましょう。

Q 最近、自分の体臭が気になります

加齢によって体臭が気になるという場合は、いわゆる加齢臭かもしれません。

加齢臭の主な原因は、皮脂の成分や分泌量の変化です。**皮膚の脂質が酸化すると「ノネナール」という物質が発生し、これが独特の体臭の主な原因となります。**ノネナールは中高年以降に増えやすく、頭や耳の後ろ、首、背中、胸など、汗の多いところで発生します。

皮脂の分泌量は年齢とともに増え、なおかつ脂質の組成が変わります。皮膚

の常在菌は皮脂を分解して皮膚バリアを形成しているのですが、脂質の組成が変わったことによって、分解の際に生成される物質も変わり、これが体臭を強くすることがあります。

さらに、加齢によって新陳代謝が低下すると老廃物が正常に排出されなくなり、皮膚や汗腺から体臭として発生することもあります。

これらの理由から、中高年の人に特有の加齢臭を発するようになるのです。でも、安心してください。体臭を改善する方法はあります。

まず、清潔を保つことです。とくに、皮脂がたまりやすい頭皮、耳の後ろ、首、わき、背中などは丁寧に洗いましょう。

抗酸化作用のある石けんやボディソープを使用すると、ノネナールの発生を抑えることができます。

食生活の改善も体臭の改善に効果的です。

脂肪や糖分の多い食事を減らし、野菜や果物、豆類を積極的に食べましょう。

これらは身体の酸化を抑制してくれます。ビタミンCやポリフェノール、カロテノイドは抗酸化作用が強く、ノネナールの発生を抑えてくれます。また、適度な運動は代謝を高め、老廃物の排出を促すので体臭予防につながります。

強い体臭は、まれに肝臓や胃腸に病気が隠れている可能性もあります。定期的に健康診断をして体調を管理しましょう。

Q 目の下のクマができやすくて悩んでいます

目の下のクマには、大きく分けて、「青クマ」「茶クマ」「黒クマ」の3種類があり、それぞれ原因も改善方法も異なります。

青クマは、血行不良が主な原因です。睡眠不足や冷え、疲労、眼精疲労、ストレスなどで血行が悪くなると血液が滞り、青みがかったクマが目立つようになります。また、皮膚が薄いほど血管の色が透けやすくなるためクマが目立つことがあります。

改善方法としては、まず温めて血行をよくすること。ホットタオルやホットアイマスクの利用が効果的です。また、目頭と目じり、目の真下のツボを押すマッサージも効果があります。栄養バランスのとれた食事や適度な運動、規則正しい生活も血行改善に効果的です。

茶クマは、色素沈着が主な原因です。紫外線によるダメージ、乾燥、目をよくこする癖がある人は摩擦によってメラニンが蓄積され、茶色いクマになりやすいです。

茶クマの場合、美白成分（ビタミンC誘導体、アルブチンなど）が配合されたスキンケアを使うことで、色素沈着の改善が期待できます。紫外線対策はもちろん、目元をこする癖のある人は、洗顔やメイクのときにこすらないよう気をつけましょう。

黒クマは、加齢による目元のたるみや脂肪の減少によって影ができ、目の下

が黒く見える状態です。また、まぶたの筋肉が衰えることにより目の下の脂肪が前に出てきたものが影をつくり、クマのように見えることもあります。

黒クマはヒアルロン酸やセラミドなどの保湿成分の入ったアイクリームで保湿をする、目のまわりの筋肉を鍛えるなどの改善法がありますが、セルフケアで改善するのが難しい場合は、ヒアルロン酸注射や目の下の脂肪除去など美容医療も選択肢となります。

Q できてしまったシミを薄くする方法はありますか？

できてしまったシミを消すことは難しいので、シミをつくらないことが肝心です。

シミができる仕組みを簡単に説明します。

まず、皮膚が紫外線に当たると、皮膚の最下層にある「メラノサイト」という色素細胞が活性化されます。メラノサイトは、紫外線によるＤＮＡの損傷を防ぐためメラニン色素を生成し、紫外線を吸収して皮膚を守ってくれます。

生成されたメラニン色素は、本来であればターンオーバーで自然に排出されるのですが、加齢や乾燥、ストレスなどによってターンオーバーが遅くなると排出されず、茶色いシミとなって皮膚に残るのです。また、紫外線やストレスなどによって体内に活性酸素が増加すると、メラノサイトを刺激して、メラニン色素をさらに生成してしまいます。

シミ予防には、まず何よりも紫外線対策です。日焼け止めや帽子、日傘を使用して紫外線から皮膚を守りましょう。

そして、角質ケアやビタミンA配合のスキンケア用品によってターンオーバーを促し、抗酸化成分のあるビタミンC、ビタミンE、ポリフェノールなどを積極的にとりましょう。さらに、しっかり保湿をして皮膚のバリア機能を高め、ターンオーバーの正常化を促しましょう。


できてしまったシミは、ビタミンC誘導体、ハイドロキノン、アルブチン、

トラネキサム酸などの美白成分が含まれたスキンケア用品を使用することである程度は改善します。ただし完全に消すことは難しいので、その場合は美容医療による治療が選択肢となります。

シミが盛り上がってくると、いぼになることがあります。いぼとシミは治療が異なります。いぼにスキンケア用品をいくらつけてもきれいになりませんので、注意が必要です。

シミと間違えやすい皮膚の病気に「悪性黒色腫《あくせいこくしょくしゅ》（メラノーマ）」があります。悪性黒色腫は悪性のがんなので、早期治療が重要です。黒っぽいシミは早めに病院に行きましょう。

Q シミは美容医療でとれますか？

シミには老人性色素斑《ろうじんせいしきそはん》、そばかす、肝斑《かんぱん》があります。シミの種類ごとに治療法が異なるため、診断をはっきりさせてから治療をする必要があります。

老人性色素斑やそばかすには、ピコレーザー、Qスイッチレーザー、IPL（光治療）などの選択肢があります。

肝斑は、摩擦を避け、内服薬やレーザーで治療します。施術の効果には個人差があり、1回で効果を実感する方もいれば、数回治療が必要な場合もあります。メラノーマなどの悪性腫瘍は除去する必要があるため、黒いシミなど疑わしいシミは医師に診てもらってください。

レーザーを部分的に強く当てた場合は、やけどのように赤く腫れ、その後かさぶたができて、やがてはがれます。レーザー照射後の肌は皮膚バリアが低下しているので、絶対に日焼けをしないようにしてください。皮膚が乾燥すると回復が遅れるため、保湿はしっかりしましょう。

以前、90代の男性が「顔にできたシミが気になる」と来院されたことがあります。

おそらく皮膚がんを疑って来られたのだと思いましたが、見たところ良性の老人性色素斑（いわゆるシミ）でしたので、「良性ですから心配いりませんよ」とお答えしました。

ところがその患者さんは、「そうじゃなくて、シミをとりたいのです」とおっしゃいます。「美容医療になるので自由診療ですがかまいませんか?」とたずねると「かまわない」とのこと。驚いたと同時に、私の中にある偏見に気づき、申し訳ない気持ちになりました。

いくつになっても、男性であっても、誰でもきれいな肌でありたいのですよね。

当院でも、患者さんがわざわざ東京に行かなくても、地元で施術が受けられるよう美容医療を行っています。

美容医療は基本的に自費診療になりますので、高額になることがあります。必ず事前カウンセリングを受けて、納得してから施術を受けましょう。

Q 日焼け止めの正しい塗り方を教えてください

紫外線には、波長の長いUV－Aと波長の短いUV－Bがあります。UV－Aは真皮にまで届いて皮膚にダメージを与え、しわやたるみの原因になります。一方、UV－Bは皮膚表面に作用して赤い炎症を起こし、シミやそばかすの原因になります。

日焼け止め剤のパッケージには、SPFとかPAといった表示がありますね。SPFはUV－Bの防止効果を10、20、30、40、50、50＋の数字で示し、数字が大きいほど防止力が高いです。PAは、UV－Aの防止効果を示しており、＋〜＋＋＋＋まで4段階あります。一番防止力が高いのは＋＋＋＋です。

防止力が高いほどよいと思うかもしれませんが、高ければそれだけ皮膚への刺激も強くなります。紫外線を浴びる時間や場所、肌の状態に合わせて選びましょう。

日焼け止めは、夏だけでなく一年中塗りましょう。一日中家の中にいるときも、窓から紫外線が入ってきます。顔に塗るなら真珠2粒大くらいを目安に、全体にムラなく塗ってください。少量では効果が発揮できません。頬、額、鼻、顎にちょんちょんと点置きしてから広げると塗りやすいでしょう。

身体に塗る場合は、肌が均一に覆われるよう、らせんを描くようにして塗り広げてください。耳の後ろや首の後ろは忘れがちです。一度塗って、しばらくしてから重ね塗りすると、さらに紫外線からの防御力がアップします。

また、時間がたつと汗や皮脂で日焼け止めが落ちてしまうので、2〜3時間おきに塗り直すとさらに効果的です。メイクの上からでは塗りにくいという場合は、パウダータイプやスプレータイプを使うといいでしょう。

日差しの強い日は、帽子や日傘、サングラスも併用すると、さらに紫外線対策が強化されます。

Q 子どもがアタマジラミでプールは休むようにといわれました

アタマジラミは、小さな虫が主に頭皮や髪の毛に寄生することによって起こる病気です。アタマジラミは人の血を吸って生きていますが、血を吸うときに唾液を注入します。その唾液にアレルギー反応を起こし、頭皮にかゆみを引き起こします。かき壊してとびひになることもあります。

アタマジラミの成虫は2～3㎜の茶色～黒色で、卵は白色、大きさは0・5㎜ほど。卵は髪の毛にしっかりくっついていて簡単にはとれません。

主に幼児や児童に多いのが特徴です。

感染力が強く、頭を近づけたりくっつけたりして髪の毛と髪の毛が触れ合うことで、人から人へ簡単にうつります。帽子やヘアブラシ、枕、タオルを共用することで間接的にうつることもあります。

アタマジラミに感染するのは、決して不潔だからとか、部屋が汚れているからということではありません。毎日洗髪していても、部屋を掃除していてもうつってしまうことはあります。

治療法としては、市販のアタマジラミ専用のシャンプーやローションを使用して駆除します。また、アタマジラミ専用の目の細い櫛で、髪の毛についた卵や成虫、幼虫をこそぎ落とすことも同時に行ってください。通常は10日くらいで駆除できます。

学校から、「プールは休むようにといわれた」とのことですが、**アタマジラミは、治療を始めていればプールに入っても問題ありません。学校も休ませる必要はありません。**アタマジラミは髪の毛にしっかりくっついているので、水の中でほかの人にうつる可能性は低いですし、頭から離れると2〜3日ですぐに死んでしまいます。ただし、タオルや水泳帽などを共用すると、うつることがありますので気をつけましょう。

Q 頭のフケはどうしたらいいですか？

フケは、頭皮からはがれ落ちた角質細胞です。皮膚はターンオーバーによって常に生まれ変わっていますから、誰でもフケは出ます。

ただ、通常は小さいため目立ちません。フケの量が多い、大きくて目立つという場合は、頭皮に何らかのトラブルがある可能性があります。

トラブルとして多いのは、乾燥です。もともと乾燥肌の人や、普通肌の人でも冬場やエアコンのきいた環境で長時間過ごす人は頭皮が乾燥しやすく、フケが増えることが多いです。

フケの量が増えるだけでなく、大きくなったという人は、「脂漏性皮膚炎《しろうせいひふえん》」の可能性があります。脂漏性皮膚炎とは、皮脂の分泌が盛んなところにできる湿疹で、主に顔や頭皮にできます。黄色っぽいうろこ状のフケがボロボロ落ちるのが特徴です。脂漏性皮膚炎ができる原因はまだはっきりしていませんが、マラセチア菌というカビ（真菌）の一種が関係しているといわれています。

マラセチア菌は普段から皮膚に存在する常在菌の1つですが、皮脂の分泌量が増えるなど何らかの原因で急激に増殖し、それが皮膚に炎症を起こしていると考えられます。もし脂漏性皮膚炎の場合は、マラセチア菌の増殖を抑えることで症状がよくなる場合があります。

治療としては、抗真菌成分が含まれたローションやクリームを用います。かき壊して炎症がひどくなっている場合は、ステロイドの外用薬で炎症を抑えます。脂の多い食事を避け、ビタミンB群やビタミンE、オメガ3脂肪酸など、皮膚によい栄養素を積極的にとりましょう。

フケ対策は、清潔と保湿による頭皮ケアがポイントです。髪の毛の効果的な洗い方は次ページで紹介します。睡眠不足や食生活の乱れも頭皮の新陳代謝を乱しフケが出やすくなる原因になります。ストレスも皮膚の健康に影響を及ぼします。気分転換やリラクゼーションでストレスをためないようにしましょう。

Q 髪の毛の効果的な洗い方はありますか？

洗髪をする際は、シャンプー前にブラッシングをして汚れを浮かせます。ぬるま湯で頭皮をよくすすいだら、次はシャンプーです。シャンプーはヒアルロン酸やセラミドなど保湿成分が含まれたものがよいでしょう。

シャンプー液をいきなり頭皮につけず、泡立てネットなどでよく泡立ててから頭にのせます。指の腹でやさしくマッサージしながら泡で頭皮を洗います。とてもありがちですが、決して爪を立てて洗わないようにしてください。

次に髪の毛を洗います。髪の毛のケラチンタンパク質であるキューティクルを傷めないように、そっとなで洗いします。1度洗いでも十分なことが多いです。若い男性の方や、整髪料を多めにつけている方は2度洗いしてください。

2度洗いのときも、最初と同じように泡を立てて洗ってください。洗えたら、シャンプーが残らないようによくすすぎましょう。シャンプーが残っていると、かぶれなど皮膚トラブルの原因になります。

次にコンディショナーを髪によくなじませ、これもよくすすぎます。

洗髪後はタオルを当てて水分を拭き取ります。ごしごし拭かないように、やさしく拭き取ってください。髪の毛を濡れたままにしておくと、雑菌が繁殖しやすくなるので、必ずドライヤーで乾かしましょう。

Q 陰部がかゆいのですが、毛ジラミでしょうか?

陰部のかゆみは、まずは陰部湿疹の疑いがあります。

前述のように、陰部は皮膚が薄くデリケートなうえに蒸れたりこすれたりしやすく、湿疹ができやすいのです。いつも蒸れた状態ですから治りにくく、かくことでどんどん皮膚が刺激に対して過敏になり、ちょっとした刺激でもかゆくなります。このループから逃れられないと、慢性化してしまいます。慢性化すると皮膚も厚くなってきて簡単には治りません。

ほかには、市販薬によるかぶれも考えられます。陰部のかゆみで受診するのが恥ずかしいためだと思いますが、市販薬のデリケート部位専用の薬を塗り、かぶれて赤くなって受診される方も多いです。その場合は、薬を中止すれば改善します。

陰部湿疹を予防するためには、清潔と乾燥を保つことが第一です。ぬるめのお風呂でやさしく洗い、よく乾燥させます。ちくちくする素材は避け、肌にやさしく、あまり身体を締めつけない下着を選びましょう。

炎症が起こっている場合は、ステロイド外用薬を塗って治療します。水虫の菌（白癬菌《はくせんきん》）やカンジダ菌の感染によってかゆみや発疹が生じている可能性もありますので、その場合は抗真菌薬による治療が有効です。

毛ジラミは主に陰毛に寄生し、皮膚にかみついて血を吸うため強いかゆみが起こります。**毛の根本に黒っぽくて小さな点や、白っぽい卵がついているのが肉眼で確認できるので、陰部湿疹と見分けがつくでしょう。すごくかゆいのに、皮膚にはあまり変化がないのが毛ジラミの特徴です。**毛ジラミは性行為や、感染者とシーツやタオルなどを共有することなどでうつります。市販の毛ジラミ用シャンプーやローションによって駆除することができます。

かき壊して皮膚がただれているなどの場合は、皮膚科医を受診してください。最初に泌尿器科を受診して、そこで「皮膚科へ行ってください」といわれて、結局、皮膚科に来られることが多いです。

Q うちの子はアトピー性皮膚炎でしょうか?

左右対称性にかゆみのある赤みやぼつぼつができ、それが半年以上(乳児の場合は2カ月以上）続く場合はアトピー性皮膚炎の疑いがあります。とはいえ診断は難しく、症状がどのくらい続いているか、経過を見ていかないと即答はできません。とくに小さいお子さんの場合は、脂漏性皮膚炎（74ページ参照）との鑑別が難しく、診断がつけづらい場合があります。

強調しておきたいのは、アトピー性皮膚炎は「薬を塗ったらすぐ治る」という病気ではないということです。アトピー性皮膚炎は、もともとのアレルギー素因がある人や、遺伝的に皮膚が乾燥しやすく皮膚のバリア機能が弱っている人がなりやすく、そのほかにもさまざまな原因がからんでいます。これが、この病気の治療を難しくしているのです。

生まれつき乾燥肌の人は、角質に異常があることがわかっています。皮膚は、上から角質、表皮、真皮、皮下組織の4構造になっています。一番上の角質は細胞間脂質（セラミド）で満たされていますが、生まれつき乾燥肌の人はセラミドが普通の人より少ないため水分保持力が弱く、乾燥しやすいのです。

お子さんがアトピー性皮膚炎と診断されると、ご両親は暗い顔をされることが多いのですが、悲観しないでください。**子どものアトピーは、成長とともに症状が軽くなるのがほとんどです。**生後4カ月の時点でアトピー性皮膚炎と診断された子どもの約7割が1歳6カ月にはよくなっていたという報告がありますし、16歳を過ぎると全体の約9割が自然によくなったとする報告もあります。成人のアトピーでも20歳代をピークに患者数が減少し、40歳代までに約3分の2がほぼ完治したとの報告もあります。

3歳前後の小さいお子さんなら、完治を目指すよりも、ひどくさせない治療をして、成長に伴い自然と改善するのを待つほうが得策かもしれません。

Q アトピー性皮膚炎はどうすれば治りますか？

アトピー性皮膚炎は、遺伝的な要素もあるため原因が非常に複雑で、「これをやれば必ず治る」という特効薬はなく、完治が難しいのが特徴です。

治療のゴールは、「症状が安定していて保湿剤のみでその状態をキープでき、日常生活に支障のない状態」です。

治療の基本は、保湿剤やスキンケア＋薬物療法です。どちらか一方ではいけません。薬物療法はステロイド外用剤（塗り薬）がメインです。内服薬（飲み薬）は、かゆみに応じて抗アレルギー薬を処方します。

「ステロイド」と聞くと、副作用を懸念する方もいるかもしれませんが、ステロイド外用剤は60年以上の歴史があります。もし危険な薬なら、すでに大問題になって消えているはずです。

たしかにずっと塗り続けると副作用が出ることはあります。とくに顔は皮膚が薄いのでステロイド剤の吸収率が高く、発疹が出たり、顔が赤くなったりするなどの副作用が出やすい場所です。しかし、大量に塗らない限り深刻な副作用が出ることはまずありません。

気をつけてほしいのは塗る量です。**口径5㎜のチューブ剤なら、人差し指の先端から第1関節部まで押し出された量が、両手のひら2枚分の広さに塗る量です。**わからなければ、ティッシュペーパーがくっつくくらいを目安にしてください。

どうしてもステロイド剤に抵抗があるなら、ステロイド剤でない薬で効果が認められているものに、タクロリムス軟膏があります。

アトピー性皮膚炎の治療は進歩していて、次々と新薬が登場しています。2020年にデルゴシチニブ軟膏、翌年にジファミラスト軟膏が保険適用に承認されました。この2剤は副作用がほとんどなく、小さい子どもにも使えます。さらに、2024年にタピナロフ軟膏が承認され、治療の選択肢が広がっています。

塗り薬だけではコントロールできない重症の場合は内服薬や注射剤がありますが、注意が必要な副作用もあるので病院に相談してください。

おわりに

「お年寄りが1人亡くなれば、図書館が1つなくなる」ということわざがアフリカにあります。沖縄の島にも「老人《うい》《びとぅ》宝《たから》」という言葉があり、年齢を重ねた人の豊富な人生経験を敬《うやま》う意味で使われているそうです。

私は地域医療でも、同じようなことがいえると考えています。「1つのクリニックがなくなるのは、1万人の健康を損なうのと同じ」ではないかと。

多くの患者さんと直接向き合い、地域に根ざしてきた医療の拠点がなくなるのは、そこに住む人たちにとって大きな損失です。

いま、地方の医療機関が減少傾向にあります。経営の赤字、開業医の高齢化、医師の都市部への偏在など要因はさまざまです。

私が茨城県古河市《こがし》でクリニックを開院したのは、2019年1月のことです。

以前に経営されていた医師がお亡くなりになり、それを引き継いだ形です。古河市は縁もゆかりもない土地でしたが、地域の皆さんに15年間愛され、健康を支えてきたクリニックがなくなるのは惜しいという思いで、引き継ぐ決断をしました。先代の先生のお人柄もよかったのでしょう。引き継いでからも、患者さんが途切れることはありませんでした。おかげさまで、だんだんと患者さんは増え続け、いまでは年間のべ４万人の患者さんに来院いただいています。ありがたい限りです。

クリニックには、本当にいろいろな症状の方が来られます。対応する幅は広く、診療時間も朝から夜まで、なかなか大変な面もありますが、症状が改善したり、完治したりした患者さんから感謝の言葉を直接いただくのは、何にも代えがたい喜びです。また、患者さんから学ぶことも多いです。

今後もここで皮膚科医として精進し、地域になくてはならないクリニックにしていきたいと思っています。

私は普段、患者さんのお名前を、「田中様」「高橋様」ではなく、「田中さん」「高橋さん」と呼ぶようにしています。

なぜなら、医者と患者さんとはできるだけ対等な立場がよいと思っているからです。医者ができるのは、病気の知識や対策を患者さんへ提供することです。医者が病気を治すわけではありません。実際、薬を処方しても、塗り薬を塗らなかったり、飲み薬を飲まなければ病気は治りません。患者さん自身が病気を治す、そのお手伝いを医者がするだけだと思っています。

お手伝いをしたいと思っているからこそ、私は患者さんに厳しく指導することがあります。それは、自己判断で「やってはいけないこと」をやってしまっている場合です。間違った判断に基づく自己流の処置は、時間とお金の無駄ですので、非常にもったいない。完治への道をわざわざ遠回りしてしまうようなものです。

本書では、多くの方が知らずにやってしまっている「やってはいけないこと」をできるだけたくさん取り上げました。赤ちゃんからお年寄りまで、誰もが経験するのが皮膚トラブルです。だからこそ、「やってはいけない」ことをやらないでほしい。これが私から皆さんへの切なるお願いです。

本書を書くにあたってお世話になった多くの方々に、この場を借りてお礼を述べたいと思います。

私に出版のチャンスをくださった、天才工場の吉田浩さん、株式会社KADOKAWAの戸田竜也さん、初めての出版で戸惑ってばかりの私を根気強くサポートしてくださった青木より子さん、ライターの石井栄子さん、大変ありがとうございました。

最後に私の考え方に賛同し、日々、共に患者さんと向き合ってくれるクリニックのスタッフの皆さんには、本当に感謝しております。自分の足りないところを埋めてもらっており、「スタッフあってのクリニック」といつも思っています。

本書を読んでいただき、ありがとうございました。

生垣英之

生垣英之（いけがき　ひでゆき）
長野県諏訪市生まれ。弘前大学医学部へ入学。大学卒業後、信州大学医学部附属病院皮膚科に入局。その後、佐久総合病院、長野赤十字病院、大宮皮膚科クリニックの勤務を経て、2017年、茨城県古河市のこだま皮膚科の院長に就任。2019年にこだま皮膚科を継承し、新たにいけがき皮膚科として開院。一般皮膚科のほか、美容皮膚科、小児皮膚科、アレルギー科の診療も行っており、22年間で30万人を超える患者の皮膚トラブルを解決に導いている。

専門医《せんもんい》が教《おし》える健康《けんこう》な肌《はだ》に変《か》わる対処法《たいしょほう》
皮膚《ひふ》トラブルの治《なお》し方大全《かたたいぜん》

2025年2月20日　初版発行

著　者　生垣英之《いけがきひでゆき》
発行者　山下直久
発　行　株式会社 KADOKAWA
〒102-8177　東京都千代田区富士見 2-13-3
電話 0570-002-301（ナビダイヤル）
印刷所　大日本印刷株式会社
製本所　大日本印刷株式会社

●お問い合わせ
https://www.kadokawa.co.jp/（「お問い合わせ」へお進みください）
※内容によっては、お答えできない場合があります。
※サポートは日本国内のみとさせていただきます。
※ Japanese text only

定価はカバーに表示してあります。

ISBN 978-4-04-607366-2 C0077